케톤 혁명

KETONE SHOKU GA GAN WO KESU

by Kenji Furukawa

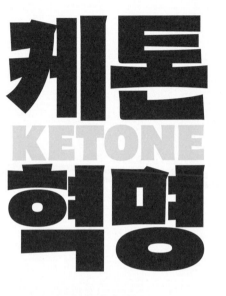

케톤
KETONE
혁명

암세포는 죽이고
정상세포는 건강하게

후루카와 겐지
오시연 옮김
이영훈 감수

판미동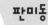

케톤의 힘으로 얻어 낸 혁명과도 같은 결실

이영훈(의사, 저탄고지 전문가)

안과의사, 케톤식으로 암을 치료하다

환자를 통해서, 그리고 나 자신을 통해서 케톤식의 크나큰 효과를 느끼던 2017년 어느 날이었다. 고모부께서 췌장암 말기 진단을 받아 두 달 시한부 판정을 받았다. 평소 기능의학을 접하고 있던 터라 병원에서 암환자들에게 비타민 치료를 해 준 적은 몇 번 있었지만, 친척이 전적으로 내게 의지하게 되자, 심적으로 아주 부담스러웠다. 그때, 무네타 테츠오 선생님이 소개해 주신 책이 생각났다. 당시에는 국내에 출간되지 않았던 이 책 『케톤 혁명』이다. 온 집안이 청천벽력이 떨어진 것과 같은 상황에서 나는 이 책을 지침 삼아 고모부께 케톤식을 해 보자고 제안했다.

기능의학 치료를 병행하며 식단 치료를 시작하자 놀랍게도 전이는 멈추었고, 시한부 2개월을 넘어 7개월을 사셨다. 하지만 안타깝게도 고모부는 식단을 그만 두겠다고 선언하셨고, 한 달여 후에 돌아가셨다.

이것이 '평범한' 안과의사의 첫 번째 암 치료였다. 이후 나는 케톤식을 통해 암을 극복하고자 찾아오는 환자들을 볼 수밖에 없는 '평범하지 못한' 안과의사가 되어 버렸다.

노화 억제에서 수명 연장까지

케톤은 우리가 단식을 했을 때 뇌와 몸에 에너지를 공급하기 위해서 간에서 만들어지는 물질이다. 처음에는 기아 시 비상물질이면서 1형 당뇨병에서 나타나는 당뇨병성 케톤산증 일종의 위험한 산성 물질로 인식이 되어 왔다. 그러나 케톤은 아주 강력한 에너지원이자, 포도당이 부족할 때 발생되는 뇌의 유일한 에너지 공급원이다.

최근에는 간질뿐 아니라 파킨슨병, 알츠하이머병 등의 치료에도 효과가 있는 것이 밝혀졌고, 항산화 능력과 더불어 스트레스 저항 능력이 있는 것도 드러나고 있다. 또한 항염증 작용과 미토콘드리아를 재생하는 데도 효과가 있어 노화 억제와 수명 연장에도 중요한 역할을 한다.

이러한 케톤을 단식에서가 아닌, 식사를 하면서 똑같은 효과를 누리도록 하는 것이 케톤식이다. 그 방식은 탄수화물을 극도로 제한하고, 지방과 단백질을 충분히 먹는 저탄수화물고지방 식사를 통해 이루어진다.

암은 당을 먹고 자란다

미토콘드리아 기능이 떨어지면 암에 노출되기 쉽고, 에너지 대사가 떨어져 체온이 떨어져도 암에 노출되기 쉽다. 그래서 이런 상황을 만드는 인슐린 저항성이 암과 밀접한 관련이 있다. 정상세포와 암은 똑같이 포도당을 에너지로 사용하지만, 암세포는 케톤을 에너지원으로 사용하지는 못한다. 또한 케톤은 아주 강력한 항암제로서 작용을 한다. 이 점을 활용해 식사와 단식을 통해 케톤의 생성을 어느 수준 이상 높이면 암세포의 성장을 억제할 수 있다. 즉 '암은 당을 먹고 자란다.'는 것은 암 치료의 중요한 키포인트이다. 그래서 몸에서 당을 완전히 빼내는 약제를 케톤암 치료에 덧붙여 사용하기도 한다.

암세포라고 하는 녀석은 대사에 있어서 어디로 튈지 모른다. 그러지 않았다면 이미 암을 완전히 정복할 수 있는 약제가 쉽게 나왔을지도 모를 일이다. 케톤식 암 치료에 있어서도 이는 마찬가지이다. 당을 최대한 배제했어도, 암세포가 살아남는 과정에서 케톤과 젖산을 사용할 수도 있다. 당을 줄여서 암세포를 줄이는 것을 '바르부르크 효과'라고 하는데, 당을 줄였음에도 암이 성장하는 경우를 '역바르부르크 효과'라고 한다. 이 책에는 이에 대한 해결책으로 스타틴을 사용할 수 있음을 제시해 주고 있다. 실로 놀라운 발상이고, 놀라운 효과를 보여 준다.

우리나라에도 케톤식 암 치료에 대한 학문적 토론이 활발해지기 시작했지만 역바르부르크 효과에 집착하여 케톤식 암 치료에 처음부터 다가서지 못하는 분위기가 있다. 그러나 가장 중요한 것은 일차적으로는 암은 당을 먹고 자란다는 것이다. 당을 끊어 내는 것만으로도 많은 암종을 줄일 수 있다는 것을 우선으로 생각해야 한다.

이 책과 더불어 고려해야 할 플러스알파

기존의 영양식을 통한 암 치료는 동물성 식품을 배제한 채식 위주의 식단을 권해 왔다. 동물의 지방에 포함된 잔류 오염 물질이나, 암을 성장시킬 수 있다고 알려진 동물성 단백질이 문제라는 관점에서이다. 이 책은 동물성 단백질을 배제하는 것만이 답이 아니며, 이 지식에는 어느 정도의 오해가 있다고 밝힌다. 그럼에도 이 책은 여전히 채식 위주의 섭취를 권고한다. 이것은 환자에게 해가 되지 않는 접근법에서 보면 틀린 관점이 아니다.

하지만 짚고 넘어 갈 것이 있다. 후루카와 선생님이 이 책을 한참 집필하던 3년 전에 비해 요즘에는 동물성 단백질의 소화 · 흡수가 식물성 단백질보다 우수하다는 것이 밝혀졌고, 식물성 단백질이 일으키는 염증 문제에 대해 논의되고 있으며, 실제로 채소를 완전히 배제하고 하루에 한두 끼, 육류만을 먹는 순육 식단(Carnivore diet)으로 암 치료에 성공하는 사례도 있는 등 환자에게 동물성 음식을 적극적으로 섭취시켜도 암 치료가 가능하다는 관점이 대두되고 있다는 것이다.

물론 이 역시 하나의 실험 단계이므로, 암환자가 동물성 음식을 섭취하는 것에 대해 환자 개개인 별로 다르게 접근하는 방식이 필요하다.

최근 일부의 의견에서는 암의 종류에 따라 케톤식의 종류도 달라져야 한다는 시각도 있다. 예를 들어 소화기 암이나 뇌종양의 경우 동물성 음식을 적극 섭취해도 되지만, 유방암과 같은 호르몬성 암의 경우 동물성 포화 지방을 최대한 배제시키는 등의 방식이 그것이다. 물론 암 치료에서 동물성 음식을 선택할 때는 목초를 먹은 소나, 무농약·무항생제 돼지고기, 오메가 3가 강화된 축산품 등 조금이라도 안전한 음식을 선택해야 한다.

암을 정복하기 위한 또 하나의 무기

이 책의 후반부에 면역 영양 케톤식으로 암을 극복한 환자들의 사례는 정말 놀라운 성과가 아닐 수 없다. 후루카와 선생님의 암환자 치료율은 정말 믿기 어려울 정도로 놀라울 따름이다. 나 또한 이 책을 통해 환자들을 더 열심히 볼 수 있는 용기를 얻게 되었다.

독자 여러분에게 당부하고 싶은 말이 있다. 이 책은 암에 대한 항암 치료 및 수술을 부정하거나 혼자서 암을 극복하라고 이야기하기 위해 쓰인 책이 아니라는 점이다. 암을 생명을 갉아먹는 하나의 덩어리가 아닌, 일종의 대사 질환으로 이해하고 그에 맞춰 암을 정복하기 위한 하나의 무기를 더 가져 보자는 의미로 보아 주신다면 좋겠다.

만약 당신이 암환자라면, 혼자서 암을 극복하지 말고 반드시 이를 잘 이해할 수 있는 의사와 상의해서 함께 이겨내 보길 바란다.

마지막으로, 이 책이 암을 정복하기 위해 고군분투 하시는, 수많은 의료 전장을 지키는 의사 선생님들께 좋은 무기가 되어 주었으면 하는 바람이다.

목차

Part 1. 케톤식으로 왜 암이 소멸하는가? • 27

1. 영양과 세포와 에너지 • 29

영양을 공급받지 못하면 암세포는 죽는다 ┃ 에너지를 생성하는 구조 ┃ 암세포의 에너지 생성 방법 ┃ 암세포는 정상세포의 3~8배 많은 포도당을 흡수한다 ┃ 케톤식이 암 줄기세포를 얼마나 사멸시키는가? ┃ PET 검사의 이점 ┃ 당뇨병 환자의 암 발병률 ┃ 골칫덩이 인슐린 ┃ 탄수화물을 의도적으로 섭취하는 이유

2. 또 하나의 에너지원, 케톤체 • 44

케톤체는 무엇일까? ┃ 연비가 높은 '케톤체 엔진' ┃ 케톤체의 항암 작용 ┃ 케톤체가 장수 유전자를 깨운다 ┃ '악당 취급' 받아 온 케톤체 ┃ 소아 간질증의 치료법 ┃ '케토시스'와 '케톤산증' ┃ 뇌세포의 에너지가 되는 케톤체

3. 암에 대한 케톤식의 효과 • 59

케톤식은 화학 요법의 효과를 높인다 ┃ 오사카대학의 케톤식 임상 연구 ┃ '손쓸 도리가 없는' 환자의 사례 ┃ 경시되어 온 음식 치료 ┃ 총 케톤체 수치가 높으면 암이 사라진다 ┃ 태아는 케톤체로 살아간다

Part 2. 암 치료에 필요한 영양소란? • 75

1. 영양 상태와 항암 치료의 상관관계 • 77

영양 상태가 좋지 않으면 예후가 불량하다

암을 치유하는 면역 영양 케톤식

말기 암 환자의 질병 통제율 83%

2015년, 임상 연구 성과에 근거해 본격적으로 도입한 '면역 영양 케톤식'은 임상 영양학에 기초하여 만든, 암 치료에 특화한 영양 요법이다.

2014년, 항암 효과를 기대할 수 없는 유방암 4기 환자에게 탄수화물 섭취를 극도로 낮춘 탄수화물 제한식을 지도했더니 얼마 가지 않아 3cm 크기의 종양이 거의 사라졌다. 폐와 피부에 전이된 종양 일부도 없어져 QOL(quality of life, 생활의 질)이 크게 개선되었다. 이 일은 면역 영양 케톤식을 암 치료의 지지적 요법으로 본격화하는 계기가 되었다.

2016년 3월이 되자, 화학 요법과 병행하여 면역 영양 케톤식을 실시한 환자는 22명으로 늘었다.(이미 위중한 단계였던 말기 암 환자 한 명이 얼마 안 돼 사망했고, 한 명은 효과를 보지 못하고 사망했으며, 한 명은 조기에 케톤식을 중단했으므로 실질적으로는 19명이다.)

그중 면역 영양 케톤식을 3개월 이상 실시한 사람은 앞에서 말한 유방암 환자를 포함해 총 18명이다. 치료 성과를 보면, 완전 관해(CR, 암세포가 완전히 사라진 상태)가 5명, 암이 30% 이상 소멸한 부분 관해(PR, 종양이 30% 이상 축소된 상태로 4주간 지속되는 상태)가 2명, 안정 병변(SD, 종양이 예전에 비해 30% 미만으로 축소되거나 20% 미만으로 커진 상태)이 8명이나 되었으며, 반대로 진행성 질환(PD, 종양 크기가 20% 이상 증가한 상태)은 3명에 불과했다.

완전 관해가 부분 관해보다 많은 것은 암이 현저하게 축소되거나 전이소가 소멸되어 절제 수술을 할 수 있게 된 사례가 많기 때문이다.

완전 관해율은 약 28%이고, 완전 관해를 포함한 관해율(암이 소멸하거나 축소한 환자 비율)은 약 39%이다. 안정 병변까지 포함하면 질병 통제율은 83%로 껑충 뛴다.

또한 실시자 중 상당수는 암 4기 환자들이었다. 4기는 암이 생긴 원래 장소(원발소) 이외에 원격 전이가 발생하여 수술이 불가능한 상태를 말한다. 이른바 '말기' 상태로, 이 시점에서 많은 의사가 '이제 손 쓸 도리가 없다.'며 치료를 포기한다.

그 점을 생각하면 관해율 39%, 질병 통제율 83%라는 것은 기존 의학계의 상식을 뒤엎은 수치라고 해도 과언이 아니다.

이 점은 식이 요법, 즉 면역 영양 케톤식이 암 치료의 지지적 요법이 될 가능성이 있음을 명확하게 나타낸다.

탄수화물 섭취를 가능한 한 0으로

인간이 살아가려면 탄수화물, 단백질, 지방이라는 3대 영양소가
필요하다.

일본 후생노동성이 작성한 「일본인의 식사 섭취 기준(2015년판)」에
따르면, 신체 활동이 보통 수준인 30세 이상 성인 남자의 1일 추정
필요 에너지는 2650kcal이다. 그 에너지를 얻기 위해 3대 영양소의
섭취 비율을 탄수화물 50~60%, 단백질 13~20%, 지방 20~30%로
권장하고 있다.

탄수화물의 비율이 높은 이유는 그 속에 많이 함유된 탄수화물이
뇌와 육체의 생명 활동을 유지하는 데 필요한 주요 에너지원으로
여겨지기 때문이다.

식사를 통해 섭취한 탄수화물은 소화 효소에 의해 포도당으로 분
해된 뒤, 소장에서 간을 경유하여 운반되면서 온몸의 세포에 에너
지원으로 쓰인다. 그런 의미에서 탄수화물이 일상생활에서 중요한
역할을 한다는 것은 부정할 수 없는 사실이다.

자, 여기서 질문을 하나 하자. 당신이 지금까지 총 에너지의 60%
를 탄수화물로 해결해 왔다고 가정하자. 그런데 총 에너지는 유지
하면서 단백질과 지방의 비율을 높이고, 탄수화물을 30% 이하로

낮춘다면 우리 몸에서 어떤 변화가 일어날까?

많은 사람이 '에너지가 금방 떨어져 일에 좋지 않은 영향을 미칠 것'이라고 생각할 것이다. 반면 요즘 유행하는 탄수화물 제한 다이어트를 잘 알고 있는 사람이라면 '이 정도로 탄수화물을 낮추는 건 심신의 건강을 회복하는 최상의 방법'이라고 생각할 수도 있겠다.

그런데 기타사토연구소병원의 야마다 사토시 의사가 제창한 로카보(로카보하이드레이트(a low-carbohydrate)의 약자로 한 끼 분의 탄수화물을 적정량으로 제한하는 것)를 더욱 제한하여 탄수화물을 모든 에너지의 10% 이하, 아니 0% 가까이 낮춘다면 어떻게 될까?

어디선가 말도 안 된다는 항의가 들리는 것만 같다. "그렇게 극단적으로 탄수화물을 낮추면 머리도 돌아가지 않고 몸도 버틸 수가 없습니다. 그러면 일은커녕 일상생활도 제대로 못할걸요?"라고 말이다.

하지만 정말 그럴까?

암을 치유하는 면역 영양 케톤식

암 치료의 지지적 요법으로 도입한 면역 영양 케톤식의 핵심은 극단적으로 탄수화물 제한을 하는 것이다. 물론 혈액 데이터 외의 여러 자료를 고려해 가며 실시하지만, '탄수화물을 무려 95%나 감소'시킨 환자도 있다.

이렇게 면역 영양 케톤식을 실시한 사람들은 평균 5% 전후로 체중이 감소했는데, 상당수가 생활의 질이 향상되었다고 말했다. 반면 탄수화물을 제한한 면역 영양 케톤식이 심각한 폐해를 낳는다는 데이터는 현재 알려진 바가 없다.

탄수화물은 3대 영양소 중에서 가장 큰 비중을 차지한다. 그 대표적 성분인 탄수화물을 제한하는 것이 암 치료의 토대가 된다는 점을 널리 알리려면, 임상 연구에 따른 사례를 제시할 필요가 있었다.

2014년 여름, 나는 탄수화물 제한식을 암 치료의 지지적 요법으로 제시하기 위해 내가 근무하는 공사병원의 임상 연구 윤리심사위원회에 임상 연구 허가를 요청했다. 임상 대상자는 4기 암 환자였다. 내가 임상 실험의 대상으로 4기 암 환자를 선택한 것은 시행착오를 거듭하며 오랫동안 연구한 결과, 탄수화물 제한을 기반으로 한 암 치료가 암을 완전히 치유하는 가장 효과적인 방법임을 확신했기 때문이다.

그러나 의료계는 항상 첫 도전에 회의적인 자세를 보이는 경향이 있다. 이 임상 실험에 가장 먼저 격렬하게 반대한 것은 다름 아닌 동료 의사들이었다. '탄수화물을 제한하면 건강한 사람도 체력이 떨어진다. 그런데 이미 체력이 떨어진 환자에게 그런 요법을 실시하면 위험하다. 게다가 환자에게 케톤체 같은 것을 생성하게 하면 생명이 위태로울 수도 있다.' 등의 이유에서였다. '케톤체'에 관해서는 뒤에 설명하겠지만, 나 역시 환자에게 무작정 탄수화물 제한식을 강요할 생각은 없었다.

마침 탄수화물 제한 다이어트와 건강 요법이 유행처럼 번지던 때였다. 그 유행에 불을 지핀 사람 중 하나인 논픽션 작가 기리야마 히데키는 탄수화물 제한으로 당뇨병을 극복했을 뿐 아니라 2주 동안 20kg이나 체중을 감량하는 데 성공했다. 그의 대표작인 『아저씨 다이어트 클럽의 기적』에는 "탄수화물만 빼면 다 된다!"라는 문구가 나오기도 한다.

의료인이 쓴 탄수화물 제한에 관한 책도 꽤 많이 출간되었다. 대부분 밥이나 빵과 같은 주식을 뺀 식사를 권장하는데, 그중에는 이른바 '배부른 다이어트'를 제창한 책도 있었다. '마음껏 고기를 먹어도, 술을 마셔도, 운동을 하지 않아도 살을 뺄 수 있다.'라고 대대적으로 광고하여 칼로리 제한이 없다는 점을 강조했던 것이다. 이런 책들은 '탄수화물 제한'만 지나치게 부각시켰다. 최근에는 탄수화물 제한과 동시에 육식을 권장하거나 케톤체를 전면적으로 내세운 다이어트 서적도 등장했다.

그런 책을 쓴 저자들은 과학적 근거를 제시하고 식사를 할 때의 유의점을 언급했을 것이다. 그러나 이런 식으로 광고를 하면 건강이나 다이어트에 관심을 가진 독자의 경우 '탄수화물만 적게 섭취하면 아무거나 먹어도 되겠구나!' '오로지 케톤체만 생각하면 되겠네.'라고 오해하기 딱 좋다.

많은 의료 관계자가 이런 방법을 사용함으로써 파생할 수 있는 폐해를 우려하며 안이한 탄수화물 제한 붐에 경종을 울렸다.

더구나 기리야마 히데키처럼 2주 만에 20kg이나 살을 빼면 반드시 그 반동으로 후유증이 생기기 마련이다. 아니나 다를까 기리야마는 2016년 2월 16일, 심부전으로 급사했다.

탄수화물 제한과 급사의 인과 관계는 관련자가 아닌 나로서는 확인할 길이 없다. 동물성 지방을 과다 섭취해서 동맥 경화가 일어난 것인지, 알코올이 원인이었는지, 아니면 스트레스가 결정적 원인이었는지, 또는 당뇨병성 케톤산증(케톤체에 의해 혈액과 체액이 극도로 산성화되는 것)이 발병한 것인지 알 수 없는 일이다.

물론 탄수화물을 적절하게 제한하면 당뇨 수치를 안정시켜서 당뇨병을 개선할 수 있다. 또 지방 축적을 방지하기 때문에 다이어트에 무척 효과적이다.

다만 한 가지 분명한 점은, 장기간 극단적인 탄수화물 제한을 하면 건강에 도움이 되지 않는다는 것이다.

암세포는 약화시키고 정상세포는 건강하게

이렇게 말하는 내가 하필이면 탄수화물 제한, 그것도 탄수화물을 95%나 줄이는 탄수화물 제한식을 치료법에 적용하다니, 고개를 갸웃하는 독자가 많을 것이다.

그러나 내가 상대하는 것은 그대로 두면 죽음에 이르는 암이라는 병 앞에서이다. 암을 근치 또는 공존 상태로 만들려면 탄수화물 제한에 의학적 요소를 부여하여 암 치료에 특화된 탄수화물 제한을 고안해야 한다. 그러려면 암세포만 약화시키고 정상세포를 건강하게 하는 식생활을 제안해야 하는데, 사실 말처럼 쉽지만은 않다.

이를 옛날 전쟁에 비유해 보자. 성문을 걸어 잠그고 농성하는 적을 함락시키려면 도망갈 길을 전부 차단하고 식량 보급선을 끊어 버리면 된다. 그러나 암 치료에서 위와 같은 작전을 펼치려고 할 경우에는 이야기가 좀 달라진다. 성 안에 적(암세포)과 아군(정상세포)이 함께 있기 때문이다.

적을 공격할 때 아군도 함께 당하면 아무 의미가 없다. 또 아군에 힘을 실어 주려고 한 일에 적의 기세까지 살린다면 그것 또한 하나마나 한 일이다. 이 경우 적에게만 타격을 가하고 아군에게 엄호 사격을 하는 전술을 펼쳐야 한다.

내가 도입한 탄수화물 제한식도 이와 같은 전술을 따르고 있다. 하지만 이 방법은 암 치료에 특화한 면역 영양 식이 요법이지 다이어트나 건강해지기 위한 식사법은 아니라는 점을 분명히 말해 두겠다.

세계 최초의 임상 연구를 시작하다

암 치료의 지지적 요법으로 도입한 면역 영양 케톤식은 단기 결전형이지 장기간 계속하는 요법은 아니다.

최소 3개월에서 안전성이 확인되는 1년까지를 기본 기간으로 설정하고, 1년이 경과하면 심전도 등의 검사를 거쳐 계속할지 하지 않을지를 결정한다. 그렇다고 해도 의료계는 극단적인 탄수화물 제한이나 '케톤체'라는 키워드 자체를 크게 우려할 만한 요소이자 위협으로 간주했을 것이다.

극단적 탄수화물 제한과 케톤체를 전면적으로 내세운 이 임상 연구 계획은 예상대로 주변 사람들의 반대로 무산되었다.

나는 대책을 강구했다. 이번에는 탄수화물 제한과 케톤체를 강조하지 않고, '단백질과 EPA(에이코사펜타엔산) 강화'를 내세운 임상 연구 허가를 신청했다.

단백질은 체내에서 아미노산으로 분해되어 근육과 장기, 혈액 등 인체의 대부분을 구성하는 필수 영양소의 근간이 된다. 이 단백질은 면역 기능과 밀접한 관련이 있으므로 암 치료와 예방에 특히 중요하다. EPA는 정어리나 고등어, 전갱이 등 등 푸른 생선에 함유된 '오메가 3 지방산'을 가리키는데, 혈관을 유연하게 만들고 혈액 순환을 촉진하는 것으로 밝혀졌다.

암세포 주변에는 끊임없이 염증 반응이 일어나는데, EPA가 그 염증을 억제해서 암 진행을 막는다는 것도 최근에 증명되었다.

암세포가 싫어하는 지방인 오메가 3 지방산과 단백질을 임상 연구의 주역으로 내세우면 자연히 탄수화물이 제한되리라고 생각했고, 이 전략은 톡톡히 제 몫을 해냈다.

의료 현장에서 치료법으로 활용되는 경우는 거의 없지만, 단백질과 EPA의 중요성은 여러 연구 결과로 이미 증명된 상태였다. 더구나 나는 입원 환자에게 최상의 영양 요법을 제공할 목적으로 만들어진 'NST(환자에게 최고의 영양 요법을 제공하기 위해 의사, 간호사, 약사, 영양 관리사 등이 직종을 초월해 힘을 합하는 것)'를 이끌고 있었다. 병원 내에서 영양 관리 책임자로 일하며 학회 활동에도 적극적으로 참여한 것이 인정되었을지도 모른다. 또는 앞서 소개한 유방암 환자의 상태를 식이 요법으로 개선한 실적을 인정받았을 수도 있다.

'본 연구의 구체적인 연구 계획서를 작성할 것' '환자가 쉽게 이해하는 책자를 작성할 것'이라는 조건이 붙기는 했지만, 그 덕분에 병원 윤리위원회의 심의와 승인을 받을 수 있었고, 후생성이 정한 '임상 연구에 관한 윤리 지침'도 통과했다.

그리하여 2015년 1월, 「암 4기 진행 재발 대장암, 유방암-단백질과 EPA를 강화한 탄수화물 제한식의 QOL 개선 임상 연구」라는 제목의 임상 연구가 세계 최초로 시작되었다.

이 책은 세계 최초의 케톤체 임상 연구 시도가 어떤 영양학·면역학 이론을 바탕으로 실시되었고, 어떤 결과가 도출되었는지 구체적으로 소개한다.

나는 어째서 식이 요법을 이용한 암 치료 접근법에 커다란 가능성이 있다고 주장하는 것일까? 식사로 암을 치료했다는 사람들의 책은 이미 시중에 충분히 출간되었다. 하지만 내게는 환자에게 용기를 주는 또 하나의 귀중한 데이터가 있다.

오사카에는 '환자가 주체인 의료'를 제창하고 실행하는 의료인 단체 'e-클리닉'이 있다.

암을 극복할 수 있었던 가장 큰 요인

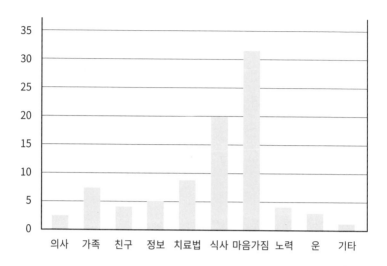

위 그래프는 e-클리닉이 암을 극복한 사람들을 대상으로 '암을 극복할 수 있었던 가장 큰 요인'에 대해 설문 조사를 한 결과이다.

압도적 차이로 '마음가짐'이 1위를 차지했고, '식사'가 그 뒤를 이었다. 3위가 '치료법', 4위가 '가족'이었으며, '의사'는 '운'보다도 아래 순위에 있다.

이 자료는 '병을 치료하는 주체'는 환자 자신으로, 마음가짐이나 생각, 식사법을 개선한 것이 치료의 원동력이 된다는 것을 명백히 보여 준다. 마음가짐이야말로 식이 요법을 꾸준히 실천할 수 있게 만들어 주기 때문이다.

암 치료에는 표준 치료(일반적으로 수술, 방사선 요법, 화학 요법을 말한다.) 외에도 다양한 대체 요법이 존재한다. e-클리닉의 설문 조사를 살펴보면 많은 이들이 암에서 생환한 중요 요인으로 '식사(식사 변화)'를 꼽았다. 실제로 암을 극복한 사람들을 대상으로 한 설문 조사이므로 이보다 더 설득력이 있는 자료는 없을 것이다.

암 치료에 특화한 면역 영양 케톤식은 이렇게 암을 극복한 사람이 적용한 식이 요법을 참고하였다. 나아가 다양한 과학적 근거를 바탕으로 탄수화물을 최대한 제한함으로써 암의 식량 보급선을 끊는 최상의 식이 요법을 개발했다.

이 책에 나오는 내용은 드라마틱한 픽션이 아니다. 모두 세계 최초의 임상 연구로 도출된 명백한 사실이다.

지금부터 가히 혁명이라 할 만한 '케톤'에 대해 살펴보도록 하자.

'암(癌)'은 '식품(食品)'이 '산(山)'처럼 있는 질병이다. 바로 여기에 암 치료에 관한 중요한 힌트가 숨겨져 있다. 암세포는 탄수화물에서 합성되는 포도당을 주요 영양원으로 삼는다. 그것도 정상세포보다 3~8배나 많은 포도당을 흡수해야만 생명 활동을 지속할 수 있다. 한편 정상세포는 포도당이 공급되지 않을 때는 피하 지방에서 비상용 에너지를 만들 수 있다. 이 포도당을 대체하는 비상용 에너지가 내가 암 치료의 핵심 요소로 삼고 있는 '케톤체'라는 물질이다.

Part 1.

케톤식으로 왜
암이 소멸하는가?

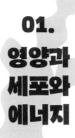

01.
영양과
세포와
에너지

인간의 몸은 각각이 하나의 생명체인 약 60조 개의 세포로 이루어져 있다. 이 방대한 수의 세포 하나하나가 생명 활동을 하려면 새로 태어나기 위한 대사가 이루어져야 한다. 그 과정에 꼭 필요한 것이 식사를 통해 섭취하는 '영양'이다.

영양이 고갈되면 세포는 서서히 대사 활동을 중단하고 인간은 이윽고 죽음에 이른다.

우리가 꺼림칙하게 여기는 암세포도 하나의 '생명'이므로 영양 공급원이 끊기면 점차 활동을 줄이다가 결국 죽는다.

생명이 있는 것은 반드시 소멸한다. 이 보편적인 사실은 암 치료에 아주 중요한 힌트로 작용한다.

영양을 공급받지 못하면 암세포는 죽는다

17세기에서 19세기까지 일본 에도 시대의 의학서를 살펴보면 유암(乳岩), 즉 유방암을 뜻하는 용어가 나오는데, '바위처럼 단단한 몽우리가 생기는 병'이라는 뜻이다. 여기서 '암(癌)'이라는 한자가 비롯되었다는 점이 흥미롭다.

암은 '바위 암(岩)'의 이체자인 '嵒'에 병질 '엄(疒)' 부수가 붙어서 생긴 한자다. 즉 '암(癌)'은 '식품(食品)'이 '산(山)'처럼 있는 질병이라고 해석할 수 있다.

현대 사회에서 미식과 포식이 당뇨병과 통풍, 고혈압 등의 만성질병을 일으키듯이, 우리 선조도 과식이 '바위처럼 단단한 몽우리가 생기는 병'을 만든다는 것을 경험을 통해 알고 있었던 것이다.

바로 여기에 암 치료에 관한 중요한 힌트가 숨겨져 있다.

나중에 상세하게 다루겠지만, 암세포는 탄수화물에서 합성되는 포도당(글루코스)을 주요 영양원으로 삼는다. 그것도 정상세포보다 3~8배나 많은 포도당을 흡수해야만 생명 활동을 지속할 수 있다.

한편 정상세포는 포도당이 공급되지 않을 때는 피하 지방에서 비상용 에너지를 만들 수 있다.

이 포도당을 대체하는 비상용 에너지가 이 책에서 암 치료의 핵심 요소로 삼고 있는 '케톤체'라는 물질이다.

내가 단백질과 EPA를 강화한 탄수화물 제한식을 암 치료의 지지적 요법으로 적용하는 것도 환자의 에너지 생성 시스템을 '포도당

엔진형'에서 '케톤체 엔진형'으로 바꾸기 위해서이다. 그것이야말로 암 치료의 성패를 좌우하는 중요한 요인이다.

그러면 케톤체에 의한 에너지는 암 치료에 어떤 좋은 소식을 가져올까? 그것을 설명하려면, 먼저 우리 몸의 세포가 에너지를 생성하는 구조부터 자세히 살펴봐야 한다.

에너지를 생성하는 구조

우리가 식사를 통해 섭취하는 영양은 형태를 바꾸어 가며 세포 안으로 침투한다. 3대 영양소인 탄수화물과 단백질, 지방은 각각 포도당, 아미노산, 지방산과 글리세롤로 분해되어 간으로 들어간다. 이 성분들은 '아세틸 CoA'라는 고에너지 화합물이 되어 미토콘드리아라는 온몸의 세포 소기관으로 들어가 그 속에 있는 'TCA 회로'로 운반된다.

구연산 회로 또는 크렙스 회로로도 불리는 TCA 회로는 이른바 에너지를 만드는 회로이다. 이 TCA 회로에서 우리 몸의 에너지원이 되는 핵산 분해물 'ATP(아데노신 3인산)'가 생성된다.

ATP를 생성하는 공장이기도 한 미토콘드리아는 상당수가 직경 0.5μm(마이크로미터, 1μm는 1000분의 1mm)에 불과한 양자적인 크기로, 적혈구를 제외한 모든 세포 속에 존재한다. 그중에서도 뇌신경과 심장, 간 등 대사가 활발한 세포에 많이 있으며, 몸 전체에 1조의

1만 배인 1경 이상이 존재한다.

미토콘드리아는 내막과 외막으로 이루어진다. 탄수화물과 지방을 분해하고 ATP를 생성하는 TCA 회로는 내막의 매트릭스라고 불리는 내벽에 존재한다. 미토콘드리아는 TCA 회로를 이용하여 ATP를 생성할 때 산소를 이용한다.

정상세포는 당을 대사하여 피루베이트라는 대사 중간체를 생성한다. 이 과정을 당을 분해하는 시스템을 의미하는 '해당계'라고 한다. 여기까지의 반응은 산소가 있건 없건 상관없이 일어난다.

이렇게 생성된 피루베이트는 산소가 있는 상태에서는 미토콘드리아에 흡수되어 대사된다. 이것을 '산화적 인산화'라고 하며, 정상세포인 경우 포도당 1분자당 36분자의 ATP를 생성할 수 있다.

그러나 산소가 없는 상태에서 피루베이트는 미토콘드리아에 흡수되지 않고 세포질 내에서 포도당을 분해하여 산화 물질인 젖산을 세포 주위에 방출한다. 이것을 '혐기적 해당'이라고 하는데, 정상세포에서는 별로 이용되지 않는 대사 경로로, 포도당 1분자에 생성되는 ATP는 2분자에 불과하다.

이 혐기적 해당은 어떤 때에 일어날까?

예를 들어 전속력으로 달린 직후를 생각해 보자. 세포가 산소 결핍 상태가 되어 젖산이 만들어지고 근육을 잘 움직일 수 없게 된다. 잠시 후 온몸에 산소가 골고루 퍼지면 젖산은 혈액을 통해 간으로 가서 젖산 탈수소 효소(LDH)의 작용에 의해 피루베이트로 변환된 뒤 포도당으로 재생된다. 즉 혐기적 해당은 세포가 산소 결핍으로

빈사 상태가 되었을 때 일어나는 '비상사태용 대사 경로'라고 말할 수 있다.

이는 유산소 환경에서 산화적 인산화를 효과적으로 하는 미토콘드리아가 최소한의 탄수화물(포도당)만 있어도 효율적으로 에너지를 만들어 낸다는 것을 역설적으로 보여 준다.

암세포의 에너지 생성 방법

한편 암세포의 경우 미토콘드리아의 산화적 인산화 반응이 현저하게 떨어진다. 그래서 정상세포와는 다른 두 가지 방법으로 에너지를 생성해야 한다.

그중 하나가 앞서 말한 혐기적 해당이다. 즉 세포질 내에 산소가 없는 상태에서 당을 분해해 젖산을 방출하는, 무척 비효율적인 에너지 생성 방법이다.

이 화학 반응은 젖산균이 당을 발효시켜 젖산을 생성하는 과정과 동일하지만, 이미 말했듯이 그런 에너지 생성 경로로는 포도당 1분자에 2분자의 ATP를 만드는 데 그칠 뿐이다.

이외에도 암세포는 산소가 충분한 상태에서도 혐기적 당 이용(해당계)을 높여서 젖산을 생성하게 만든다.

다시 말해 암세포는 격렬한 운동을 한 뒤의 근육 세포와 동일한 영양 대사를 한다. 그런 불량한 대사로 말미암아 생겨난 젖산이 암을 발병하게 하는 원인이 아닐까 추정되고 있다.

산소 유무와 상관없이 혐기적 당 이용을 항진하는 암세포의 대사 경로는 노벨 생리의학상을 수상한 오토 바르부르크 박사가 1923년에 쥐의 암성 복막 세포를 이용한 실험에서 밝혀냈다.

통칭 '바르부르크 효과'라고 불리는 이 실험은 "산소가 존재하는 환경에서는 혐기적 해당계가 억제된다."라고 한 루이 파스퇴르 박사의 견해를 뒤집은 것으로도 유명하다.

그러나 암세포가 산소 유무에 상관없이 혐기적 해당을 항진시키는 이유와 미토콘드리아의 전자 전달계를 억제하는 방법은 오랫동안 수수께끼로 남아 있었다.

최근 밝혀진 것은, 정상세포가 저산소 상태에서 비상용 대사 경로로 이용하는 혐기적 해당계를 암세포가 히프원(HIF-1α, 저산소 유도 인자)이라는 유전자를 발현하여 항진시킨다는 점이다.

또 ras, myc, Akt 같은 암 유전자와 p53 유전자 등의 암 억제 유전자의 변이가 혐기적 해당계에 관여한다는 사실도 알려졌다.

정상세포에는 상피 세포의 세포막 위에 EGFR(암세포의 증식에 관여하는 표피성장 수용체)이라는 수용체가 있다. 이 EGFR 유전자가 변이하면 유방암, 전립샘암, 소세포암, 뇌종양(신경 교종, 글리오마), 구강암 등이 발생한다. 따라서 특히 대장암에는 EGFR 항체약을 써서 EGFR의 변이를 억제하는 치료를 해야 한다.

그러나 ras 암 유전자에 변이가 일어나면 암세포의 시그널 전달계에 필요한 단백질이 끊임없이 생성되기 때문에 EGFR 항체약이 거의 듣지 않는다. 그 결과 암세포는 혐기적 해당을 중지하지 않고 자가 증식을 계속한다.

마찬가지로 Akt 암 유전자가 발현하면 미토콘드리아의 호흡에 영향을 받지 않고 당 분해를 유도하여 젖산 생성을 촉진한다. myc 암 유전자도 혐기적 해당에 의한 젖산 탈수소 산소를 직접 유도함으로써 피루베이트에서 젖산이 생성되는 과정을 돕는다.

암 억제 유전자로 가장 중요시되는 p53 유전자에 변이가 일어나면 혐기적 해당이 촉진되어 암이 증식된다.

이처럼 100여 년 전의 바르부르크 박사의 대발견은 암이 단수화물을 선호하고 그것을 영양원으로 삼는다는 사실을 여실히 제시했다. 암 치료를 위한 중요한 힌트가 이미 그 시대에 제시되었던 것이다.

문제는, 이렇게 분명한 사실이 오늘날 암 치료 현장에서 전혀 활용되지 않았다는 점이다.

암세포는 정상세포의 3~8배 많은 포도당을 흡수한다

암세포는 '혐기적 해당'이라는 극도로 비효율적인 대사 시스템으로 에너지를 생성하는데도 어떻게 정상세포를 침식하는 힘을 발휘할 수 있는 것일까?

앞서 언급했듯이 정상세포가 1분자의 포도당으로 만드는 에너지는 36분자의 ATP에 상당한다. 반면 암세포가 1분자의 포도당으로 만드는 에너지는 2분자의 ATP이다. 정상세포와 18배 차이가 나는 셈이다.

그렇다면 암세포는 아무리 해도 정상세포를 이길 수 없어야 한다. 정상세포의 ATP 생성 에너지의 기세에 압도당해 암세포는 쉽게 사멸해야 한다. 그런데 사멸하기는커녕 오히려 분열과 증식을 거듭하며 자신의 영역을 점차 확대한다.

정말 불가사의한 현상이다.

앞에서 암세포는 탄수화물을 아주 좋아하며, 그것을 주요 영양원으로 삼는다고 했다. 비밀은 바로 여기에 숨겨져 있다.

암세포는 ATP 생성량 저하를 보완하기 위해 포도당을 충분히 흡수하는 현관문이 많이 존재한다. 그렇기 때문에 암세포의 세포막에는 세포 내로 포도당을 흡수하게 하는 '포도당 수송체(글루코스 트랜스포터)'가 비정상적으로 많이 있다.

이것에 의해 암세포는 정상세포의 3~8배나 되는 포도당을 흡수할 수 있게 된다.

즉 포도당 수송체의 발현이 높을수록 암의 악성도가 높아지고, 예후 불량, 다시 말해 '앞으로의 병증에 관한 의학적 견해'도 나빠지는 것이다.

케톤식이 암 줄기세포를 얼마나 사멸시키는가?

암세포는 여러 종류의 세포가 모여서 한 덩어리를 형성한다.

이 중 최근에 밝혀진 것이 암 줄기세포라는 존재이다. 암 줄기세포는 자기 복제 기능을 가진 골치 아픈 대장격 암세포로, 그 주위를 복제된 일반 암세포들이 둘러싸고 있다. 벌집에 비유하면 암 줄기세포가 여왕벌이고 일반 암세포가 일벌인 셈이다.

암 줄기세포는 분열 속도가 늦지만 일반 암세포는 분열이 빠르다. 항암제나 방사선 치료가 효력을 발휘하는 대상은 분열이 빠른 보통 암세포이다. 이것들은 비교적 쉽게 사멸할 수 있다.

그러나 분열이 늦은 암 줄기세포는 화학 요법이 별달리 효력을 발휘하지 못한다. 항암 치료 등으로 암이 소멸되었는데도 재발하는 사태가 발생하는 것도 살아남은 암 줄기세포가 자기 복제를 거듭하기 때문이다.

암 치료를 하기 어려운 이유가 여기에 있다. 최근에는 암 줄기세포를 어떻게 사멸시킬지에 관한 연구가 일본을 비롯한 세계 각국의 의료 기관에서 활발하게 진행되고 있다. 다만 암 줄기세포 역시 포도당을 영양원으로 삼는다는 점은 다르지 않다.

이 점으로 볼 때 극단적 탄수화물 제한은 암 줄기세포를 공략하는 수단으로도 대단히 큰 역할을 한다고 볼 수 있다.

PET 검사의 이점

탄수화물을 좋아하는 암세포의 특성을 이용한 검사로 'PET 검사'가 있다. PET는 '양전자 단층 촬영'이라는 뜻으로, 미량의 방사성 물질을 함유한 포도당(18F FDG)을 체내에 주사해 약제가 암세포에 모이는 곳을 영상화하는 검사이다.

PET 검사의 이점은 두 가지가 있다.

하나는 엑스선 사진이나 기존의 CT 촬영으로는 발견하기 힘든 초기암을 특정할 수 있다는 것이고, 또 하나는 빛이 반짝이는 정도에 따라 암세포의 활동성과 악성도를 파악할 수 있다는 것이다.

탄수화물을 많이 흡수하지 않은 암세포는 별로 빛나지 않으며 연노란색을 띤다. 악성도가 낮으므로 빠르게 대처하지 않아도 되는 유형의 암이다. 하지만 탄수화물을 많이 흡수한 암세포는 새빨간 색으로 빛난다. 이것은 분열 속도가 빠른 악성도가 높은 암으로 앞서 말한 포도당 수송체가 많이 존재함을 보여 준다.

이 경우 항암 치료 등 즉각적인 대응을 해야 하는데, 이때 지지적 요법으로 효과를 발휘하는 것이 극단적 탄수화물 제한, 즉 '케톤식'이다. 악성도가 높은 암일수록 탄수화물이 없으면 활동성이 금세 떨어져 항암제 등의 화학 요법이 큰 효과를 발휘한다.

당뇨병 환자의 암 발병률

그러면 탄수화물과 암 발병의 인과 관계를 살펴보자.

당뇨병 환자는 암에 걸릴 확률이 높다. 당뇨병은 1형 당뇨병과 2형 당뇨병으로 분류된다. 인슐린을 합성하는 췌장에 있는 랑게르한스 섬 베타 세포가 변이되어 생기는 것이 1형 당뇨병이다. 1형은 선천적 요소와 관련이 있으며 젊은 사람에게 많이 나타난다.

한편 탄수화물 과다 섭취로 인해 인슐린이 과다 분비되어 인슐린 자체의 기능이 저하된 증상을 2형 당뇨병이라고 한다. 이 상태를 '인슐린 저항성'이라고 한다. 2형은 전체 당뇨병의 90% 이상을 차지한다. 많은 경우 불건전한 식생활이 원인인데, 2형 당뇨병 환자가 암에 걸릴 위험이 높다는 것은 꽤 오래전부터 지적되었다.

일본 국립암센터 조사에 따르면, 남성 당뇨병 환자는 그렇지 않은 사람에 비해 간암 2.24배, 신장암 1.92배, 췌장암 1.85배, 결장암 1.36배로 암이 발생할 확률이 높았다.

여성의 경우도 난소암 2.42배, 간암 1.94배, 위암 1.61배로 당뇨병과 암 발생의 인과 관계를 유의미하게 뒷받침하고 있다.

통상적으로 우리 몸은 밥이나 빵 등의 탄수화물이나 과일에서 탄수화물을 흡수하면 그것들을 재빨리 포도당으로 분해한다. 그때 인슐린이 혈당치를 정상 수준으로 낮춘다. 이 혈당치를 정상으로 유지하는 포도당의 처리 능력을 '내당능'이라고 한다.

당뇨병은 인슐린 기능이 저하되거나 이상이 생겨 내당능이 정상적으로 작동하지 않고 혈중 포도당 양이 계속 상승한 상태를 가리킨다. 이로 인해 많은 탄수화물이 암세포에 영양원으로 흡수되는 것이다. 그 점만 봐도 당뇨병 환자나 당뇨병 예비군이 암 체질이라는 것을 알 수 있다.

그러나 실제로 내당능에 이상이 생긴 환자에게 탄수화물 제한에 의한 면역 영양 케톤식을 실시했을 때, 치료에 필요한 케톤체가 생성되긴 했지만 암 치료는 다소 효과가 떨어지는 경향을 보였다. 그 원인은 아직까지 밝혀지지 않았으며, 향후 규명해야 할 중요한 과제가 될 것이다.

골칫덩이 인슐린

혈당치를 내려 주는 인슐린도 문제가 아주 없는 것은 아니다. 사실 인슐린도 암 성장을 촉진하는, 아주 골치 아픈 호르몬이다.

인슐린 중에는 '인슐린 유사 성장 인자(IGF-1)'라는 인슐린 구조와 흡사한 펩티드 호르몬이 있다. 인슐린 유사 성장 인자는 지구상의 음식 중에서 유일하게 유제품에만 들어 있으며(상세 내용은 뒤에 설명하겠다.), 세포의 성장과 분열을 촉진하고 세포의 죽음을 억제하는 등 우리의 건강과 성장에 무척 중요한 호르몬이다.

그러나 IGF-1을 과다 섭취하면 이야기가 달라진다. IGF-1이 암의 분화와 증식을 유도할 뿐 아니라, 암세포 증식을 촉진하는 시그널 스위치를 켜는 경우가 있기 때문이다.

이것은 인슐린 자체에 암 증식, 침윤, 전이를 촉진하는 작용이 있음을 나타낸다. 결국 암 치료에서는 IGF-1에 의한 암세포의 증식 시그널 스위치를 어떻게 끌 것인지도 중요하다는 말이다. 그러므로 인슐린에 의존하지 않는 식생활, 즉 탄수화물을 극도로 제한하는 식생활을 할 필요가 있다. 그렇다고 극단적인 탄수화물 제한을 지나치게 장기간 계속하면 또 다른 골치 아픈 문제에 부딪힐 가능성이 있다.

극단적 탄수화물 제한식은 인슐린을 필요로 하지 않는 식사와 같다. 애초에 탄수화물을 극도로 줄이기 때문에 인슐린이 나설 자리가 거의 없다.

그 결과 일자리가 없어진 췌장의 랑게르한스섬 베타 세포는 점차 그 기능이 저하되고 결국 간과 근육에서 인슐린이 충분히 작용하지 않는 '인슐린 저항성'이 일어나는 경우도 있다.

그런 상태에서 어떤 계기로 체내에 많은 양의 탄수화물이 흡수되었다고 치자. 그러면 랑게르한스섬 베타 세포가 필요한 만큼 인슐린을 분비하지 못해 대량의 포도당이 혈중에 흘러가는 위험한 사태가 벌어질 수도 있다.

탄수화물을 의도적으로 섭취하는 이유

내가 '면역 영양 케톤식'을 실행하는 기간을 기본적으로 3개월로 설정하는 이유는 인슐린 저항성이 발현되는 것을 막기 위해서이다. 3개월이 지나면 혈액 데이터나 암 상태를 확인하며 상황에 따라 탄수화물을 섭취하게 하기도 한다.

탄수화물을 의도적으로 섭취하는 것은 환자 상태에 따라 1주일에 1식, 또는 2주일에 1식 등으로 각기 다르지만, 다음 규칙을 지켜야 한다.

먼저 탄수화물을 섭취하기 전날 밤에는 가볍게 식사해야 한다. 탄수화물을 섭취하는 당일 아침에는 블랙커피나 차 등 수분만 섭취하고 식사를 거의 하지 않는다. 이른바 '미니 단식'을 해야 한다. 그런 다음 조깅이나 스쿼트 등의 운동을 한다. 상세한 내용은 나중에 다루겠지만, 땀이 날 정도의 근력 운동이 가장 좋다.

이것은 체내에 남은 여분의 영양을 암세포에 빼앗기지 않기 위해 디톡스(해독)하는 것을 목적으로 하는 한편, 앞으로 언급하겠지만, 장수 유전자의 스위치를 켜서 미토콘드리아의 활성을 촉진하는 것도 시야에 두기 위해서이다. 그리고 점심으로 양질의 단백질과 EPA 등 오메가3 지방산을 함유한 식자재와 채소, 환자가 좋아하는 탄수화물을 적당히 섭취한다.

탄수화물은 활동성이 높은 낮에는 정상세포에 우선적으로 흡수된다.(반대로 육체의 활동성이 떨어지는 수면 중에는 탄수화물이 우선적으로 암세포에 흡수된다.)

이때 미니 단식과 근력 운동을 병행하면 기아 상태에 빠진 정상 세포가 에너지를 암세포에게 빼앗기지 않으려고 많은 탄수화물을 우선적으로 흡수한다.

이와 같이 적절한 운동과 병행하여 탄수화물을 일정 기간 수시로 섭취하는 것도 극단적 당질 제한에서는 반드시 고려해야 한다.

02.
또 하나의
에너지원,
케톤체

우리는 줄곧 인간의 생명 활동은 포도당을 주요 에너지원으로 삼아 이루어진다고 여겨 왔다. 그것이 사실이라면, 당질을 많이 함유한 탄수화물을 극도로 제한하는 방법은 환자의 에너지를 확연히 고갈시켜 급속도로 쇠약해지게 만들지 않을까?

그러나 극단적 탄수화물 제한식인 면역 영양 케톤식을 실시한 환자들 중 상당수가 아주 약간 체중이 감소하긴 했지만 QOL과 암 관해율은 오히려 높아졌다. 이것은 환자의 체내에서 포도당을 대체하는 다른 에너지가 활동하고 있다는 뜻이다.

그렇다면 탄수화물이 극도로 감소한 기간 동안 그들은 대체 무엇을 에너지원으로 삼았을까?

이제 '케톤체'가 무엇인지 살펴볼 차례이다.

케톤체는 무엇일까?

앞에서 말했듯이 당질과 탄수화물은 체내에서 포도당으로 재빨리 분해되어 ATP로 변환된다. 포도당은 흡수 속도가 빠르기 때문에 불과 몇 분 만에 혈액을 타고 온몸의 세포로 퍼진다. 단백질은 칼로리를 이용하며 분해되는 반면 포도당은 칼로리에 의존하지 않고 흡수되기 때문이다.

포도당은 세포에 100~300g 정도밖에 축적되지 않고 1g에 4kcal의 에너지 소비량을 낳는다. 가령 300g의 포도당을 축적했을 경우 1200kcal의 에너지가 생성된다는 말이다.

이 수치는 성인 남성에게 하루 동안 필요한 2600kcal에 훨씬 못 미친다. 포도당을 보충하지 않는 한 반나절이면 다 쓰는 양이다.

이런 상태에서 탄수화물 섭취가 끊어지면 인간의 몸은 간에 쌓아둔 잉여 글리코겐, 즉 비상용 포도당을 에너지로 이용한다. 간에는 100g 정도의 포도당이 비축되어 있는데, 이 포도당도 3~4시간이면 다 쓰고 없어진다.

그러면 인간의 몸은 근육을 구성하는 단백질을 아미노산으로 분해해서 거기서 포도당을 만들려고 한다.

탄수화물 이외의 물질에서 포도당을 합성하는 대사 경로를 '포도당 신생(gluconeogenesis)'이라고 한다. 항암 치료를 받아 식욕과 체력이 떨어진 암 환자가 날이 갈수록 여위는 것도 포도당 신생 과정으로 인해 근육이 감소하기 때문이다.

그러나 피하 지방이 충분히 확보된 상태라면 포도당 신생은 별로 일어나지 않는다. 즉 포도당 신생이 일어나기 전에 피하 지방 등의 저장 지방이 리파제라는 효소에 의해 지방산과 지방의 구성 성분인 글리세롤로 분해되기 때문이다. 이때 포도당을 대체할 긴급용 에너지가 마련된다. 이 긴급용 에너지가 바로 '케톤체'이다.

좀 더 자세히 살펴보자.

보통 식생활에서 지방이 분해(베타 산화)되면 포도당과 마찬가지로 '아세틸 CoA'라는 고에너지 화합물이 생성된다. 이 지방산에서 유래한 아세틸 CoA는 '옥살로아세테이트'라는 저분자 물질의 도움을 받아 온몸의 미토콘드리아 TCA 회로에 운반되고, 여기서 산화되어 ATP를 생성한다.

그런데 이것은 포도당이 존재할 때의 이야기이다. 포도당이 극도로 감소된 상태에서 아세틸 CoA는 미토콘드리아의 TCA 회로에 잘 들어가지 못한다. 옥살로아세테이트가 포도당에서 만들어지기 때문이다. 즉 포도당이 없는 환경에서는 지방산에서 유래한 아세틸 CoA를 에너지로 변환하기 위한 옥살로아세테이트가 부족하여 미토콘드리아의 TCA 회로가 잘 작용하지 않는다. TCA 회로에서 처리하지 못한 아세틸 CoA는 결국 간으로 들어간다.

그때 합성되는 것이 '케톤체'라는 산성 대사 물질이다.

이 케톤체는 '아세톤체'라고도 불리며, 아세토아세테이트, 베타하이드록시부티르산, 아세톤이라는 3가지 물질로 구성된다.

그중 아세톤은 숨을 내쉴 때 배출되기 때문에 에너지원으로 쓰이지 못한다. 베타하이드록시부티르산은 화학 작용에 의해 아세토아세테이트로 변환된다. 이 아세토아세테이트와 아세토아세테이트의 전신인 베타하이드록시부티르산이 항암 작용을 하는 것으로 밝혀졌다. 간에서 합성된 케톤체는 간과 적혈구를 제외한 온몸으로 혈액을 타고 흘러가 미토콘드리아 내의 TCA 회로로 다시 들어가고 아세틸 CoA로 변환되어 생명 활동에 필요한 에너지를 만든다.

연비가 높은 '케톤체 엔진'

포식 경향이 있는 포도당 의존형의 현대인에게 케톤체는 긴급용 에너지일 뿐이다. 기아 상태에 빠졌을 경우의 대체 에너지라고 바꿔 말할 수 있는데, 현대인에게는 공복으로 배에서 꼬르륵 소리가 날 때가 되어서야 케톤체가 생성된다.

에너지로서의 케톤체는 해당계 에너지보다 훨씬 연비가 높다. 체중이 50kg이고 체지방율이 25%인 사람을 예로 들어 보자. 그 사람의 체지방은 12.5kg(50×0.25)이다. 지방 1g의 에너지는 9kcal이므로 11만 2500kcal나 되는 에너지를 체내에 비축하고 있는 셈이다.

포도당은 1g당 4kcal의 에너지를 내므로 간에 비축된 잉여분을 포함해도 일반적으로 1700kcal 전후밖에 체내에 비축하지 못한다.

즉 지방은 포도당의 65배 이상의 에너지를 체내에 비축할 수 있으며 1g당 포도당의 2배 이상 되는 고연비를 낼 수 있다.

조난을 당해 절식 상태에 빠진 사람이 물만 마시고도 몇십 일을 견뎠다는 이야기를 종종 듣는다. 그것도 체내에 비축된 지방 덕분이다. 다시 말해 포도당이 완전히 고갈된 상태에서 지방산이 분해되어 합성된 케톤체가 연명할 에너지를 공급해 준 것이다.

그뿐만이 아니다. 이 긴급용 에너지는 세포를 복구하고 정상화하는 놀랄 만한 효능도 갖고 있다.

케톤체의 항암 작용

케톤체에는 암을 유발하는 효소인 베타글루쿠로니다제의 활성을 낮추어 염증성 사이토카인(염증을 일으키는 생리 활성 물질) 발현을 억제하는 등 항암 작용을 한다는 것이 동물 실험으로 밝혀졌다.

정상세포와 암세포의 차이

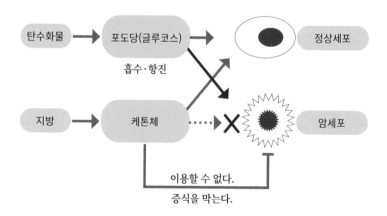

세포 배양액 속에 아세토아세테이트와 베타하이드록시부티르산을 주입한 연구에서도 정상세포는 활발하게 성장하고 암세포의 증식만 억제된다는 결과가 나왔다.

게다가 간과 적혈구를 제외한 정상세포는 케톤체를 에너지로 삼을 수 있지만 암세포는 기본적으로 케톤체를 에너지로 사용할 수 없다. 케톤체를 에너지로 바꾸는 효소가 거의 없기 때문이다. 그러므로 암 환자의 에너지 생성 시스템을 포도당 의존에서 케톤체 의존으로 전환하면, 암세포의 분열을 억제하고, 암을 축소하며, 경우에 따라서는 사멸하는 것도 가능하다.

케톤체의 역할은 여기서 끝이 아니다. 케톤체는 혐기적 해당에 의한 젖산 발생을 감소시켜서 암이 발생하는 근본적 원인으로 추정되는 활성 산소를 제거한다.

'ORP(산화 환원 전위)'는 체내의 활성 산소 양을 나타내는 수치다. 활성 산소가 존재하는 산화 상태에서는 수치가 플러스가 되고, 활성 산소가 제거되는 환원 상태에서는 마이너스가 되는데, 케톤체가 생성되면 이 수치가 줄줄이 내려간다. 이것은 육체에 나타나는 스트레스가 줄어들었다는 것을 의미한다.

나는 도쿄에 있는 면역계 암 전문 클리닉에서 주 1회 비상근 의사로 근무한다. 그 클리닉에서 면역 영양 케톤식을 실시하는 환자들과 의료진을 대상으로 ORP 수치를 검사했다. 그러자 환자들의 ORP 수치가 훨씬 낮은 결과가 나왔다.

어떤 의미에서는 참으로 놀라운 결과였다. 케톤체가 나오고 있기는 하지만, 환자들은 강한 활성 산소를 생성하는 항암 치료나 방사선 치료 등의 화학 요법을 받고 있었기 때문이다.

그럼에도 건강한 의료진보다 환자들의 ORP 수치가 낮다는 사실은 케톤체가 화학 요법에 의해 발생하는 활성 산소를 얼마나 효율적으로 제거하는지 드러내 준다.

케톤체가 장수 유전자를 깨운다

여기서 끝이 아니다. 케톤체는 더 놀라운 작용을 한다.

인간을 비롯한 모든 생물에는 '장수 유전자(시르투인, Sirtuin)'라는 유전자가 존재한다. 말 그대로 노화와 수명을 통제하는 유전자인데, 평소에는 스위치가 꺼져 있어 잠들어 있다가 기아 상태 등 심각한 상황에 놓이면 세포는 NAD(니코틴아미드 아데닌 디뉴클레오티드)라는 대사를 매개로 하는 보효소(補酵素)를 늘려서 휴면 중인 세포를 깨운다. 이때 '시르투인 2'라는 장수 유전자의 스위치가 켜지면서 손상된 세포의 DNA(디옥시리보 핵산, 세포핵 속에 있는 유전 정보 물질)의 복구 기능을 급격히 촉진한다. 그런데 케톤체 생성으로도 이 장수 유전자가 눈을 뜬다. 케톤체로 인해 눈을 뜬 장수 유전자는 '시르투인 3'라고 불리며 주로 미토콘드리아를 활성화하고 DNA를 복구한다.

앞서 나왔듯이 암세포는 미토콘드리아의 산화적 인산화 반응이 현저하게 떨어진다. 이에 관해서는 세포가 유전자에 의해 제어되어 죽는 방식인 '세포자멸사'를 회피하기 위해 암 스스로 산화적 인산화를 저하시키는 것이라는 학설이 유력하다. 장수 유전자가 나타남으로써 미토콘드리아가 활성화되는 것은 암을 세포자멸사로 유도하는 데 대단히 중요한 역할을 한다.

이런 장수 유전자는 섭취 칼로리를 25% 정도 줄였을 때 깨어난다. 면역 영양 케톤식 역시 섭취 총 칼로리를 25% 정도 억제하고 있다. 그렇게 생각하면 케톤체가 암 증식을 억제할 뿐 아니라 암의 축소 및 소멸을 유도하는 이유를 알 수 있다.

거듭 말하지만, 면역 영양 케톤식은 단백질과 지방을 강화한 극단적 탄수화물 제한식이다. 포만감을 느끼지 못해서 환자가 스트레스를 받는다는 단점이 있지만, 암과 싸워 이길 수 있는 기회가 되기도 한다. 포만감을 얻는 뇌내 신경 '포만 중추'는 사이뇌의 시상하부에 위치한다. 통상적으로 탄수화물을 얻어서 혈당치가 올라가면 포만 중추는 욕구를 충족한다. 반면 면역 영양 케톤식을 실시하면 지방 강화로 충분한 칼로리를 얻었음에도 포만 중추는 욕구 불만에 빠지게 된다. 그러면 뇌는 기아 상태라고 착각하여 온몸의 세포에 긴급 사태임을 알리며 시르투인 2 유전자의 스위치를 켠다. 결국 케톤체 생성에 의한 시르투인 3 유전자와 뇌의 착각으로 발현한 시르투인 2 유전자가 체내에서 동시에 작동한다. 즉 케톤체는 암세포의 증식을 억제하고, 암세포의 세포자멸사와 DNA 복구를 유도하여 암이 퍼진 육체를 서서히 정상적인 상태로 이끌어 준다.

'악당 취급' 받아 온 케톤체

케톤체는 오랫동안 '악당 취급'을 받는 불운한 시대를 보내야 했다.

체내의 케톤체 수가 증가한 상태를 일컫는 '케토시스(케톤증)'라는 증상이 있다. 하지만 케톤체 수가 증가한다고 해서 몸 상태에 특별한 변화가 일어나지는 않는다.

케톤체의 아세토아세테이트와 베타하이드록시부티르산의 증가로 혈액과 체액 농도가 산성이 된 상태를 '케톤산증'이라고 한다.

의사들이 탄수화물 제한 유행을 우려하는 것은 이 케톤산증 때문이다. 이것은 1형 당뇨병 환자에게서 많이 보이며, 구토와 두통, 빈맥, 심할 경우에는 의식 장애와 혼수상태를 일으킬 수도 있다. 그런이유로 당뇨병 합병증을 가진 환자에게는 원칙적으로 극단적인 탄수화물 제한을 하는 면역 영양 케톤식을 적용하지 않는다.

또한 케톤체를 온몸에 배급하는 간에는 케톤체를 아세틸 CoA로변환하는 효소가 없다. 자신이 만든 케톤체가 소비되는 것을 막기위해서이다. 그렇기 때문에 간은 포도당이나 포도당 신생에 의한에너지에 의지할 수밖에 없다. 그러므로 간에 암의 원발소가 있는환자에게도 면역 영양 케톤식을 적용하지 않는다.

소아 간질증의 치료법

케톤체가 위험시되어 온 이유 중 하나로 케톤식을 적용한 소아 간질증 치료법을 실시하다가 문제가 일어난 경우를 꼽을 수 있다.

일본에서는 별로 보급되지 않은 치료법이지만, 세계 의료 현장에서는 '케톤식'이 난치성 간질증을 앓고 있는 아이들에게 적용되고 있다.

케톤식은 탄수화물을 극도로 줄이고 지방을 많이 섭취함으로써 케톤체를 체내에서 만드는, 소아 간질 치료에 특화한 식이 요법이다.

이 식이 요법은 '절식이나 기아 상태가 간질 발작을 억제한다.'는 예부터 전해지는 말에 유래하는데, 20세기에 들어오면서 절식에 의한 케톤체 출현에 항경련 작용이 있다는 사실이 밝혀졌다. 그중에서도 베타하이드록시부티르산이 가장 항경련 작용에 관련되어 있다고 알려져 있다.

그리하여 절식 대신 '고지방, 저단백, 저탄수화물'이라는 특수한 식단으로 케톤체를 양산하여 발작을 억제하자는 과학적 발상이 태어났다. 이것이 소아 간질증에 특화한 '케톤식 요법'의 시초이다.

케톤식의 3대 영양소 섭취 비율은 지방 : 비지방(탄수화물+단백질)이 3:1~4:1 정도이다. 효과를 높이기 위해 칼로리나 수분을 제한하기도 한다. 그럼으로써 소아 간질 발작의 절반 정도가 개선되었다. 하지만 그와 동시에 케톤식에 의한 중대한 부작용이 보고되었다.

대표적인 부작용으로 체력 감퇴, 구토, 설사, 변비가 있으며, 저혈당에 따른 의식 저하와 혼수상태도 꼽힌다. 케톤식을 장기간 실시할 경우 드물기는 하지만 성장 부진과 미량 원소 부족에 의한 부정맥이 나타나기도 한다. 최근에는 케톤식을 1년 이상 지속한 간질증 아이가 사망한 사례도 보고되었다.

장기간의 극단적 탄수화물 제한이 위험한 이유가 여기에 있다.

'케토시스'와 '케톤산증'

최근의 탄수화물 제한 붐에는 '케톤체'라는 용어가 빈번히 쓰인다. 앞서 말한 사망 사례나 중대한 부작용에도 있듯이 케톤체에 관한 지식이 부족한 상태에서는 그로 인한 위험이 커질 수 있다. 그런 의미에서는 나도 케톤체 붐에 경종을 울리는 사람이라 할 수 있다.

하지만 여기서는 '케토시스'와 '케톤산증'을 구별할 필요가 있다. 이 두 용어는 얼핏 비슷해 보이지만 상황이 전혀 다르기 때문이다.

케토시스가 음식 내용에 대한 생리적 변화를 말하는 데 비해 케톤산증은 생명에 관한 병적 변화를 말한다. 예를 들어 설명하자면 '술을 적당히 마셔서 혈액에 알코올이 들어가 살짝 취한 상태'가 케토시스이고, '과음으로 급성 알코올 중독이 일어난 위험한 상태'가 케톤산증이다.

이에 관해서는 인슐린이 정상적으로 작용하는 한, 케톤체가 아무리 늘어나도 케톤산증을 일으키지 않는다는 사실이 다양한 임상 실험을 통해 증명되었다.

단식이나 탄수화물 제한에 따라 케톤체의 농도가 상승하면 케토시스에 의해 구토감이나 복통 등 몸 상태가 일시적으로 나빠지기도 한다. 하지만 혈액의 완충 작용, 즉 외부 충격을 완화하여 일정한 상태를 유지하게 하는 신체의 작용에 의해 우리 몸은 신속하게 정상 상태로 돌아간다.

그러나 1형 당뇨병 환자는 혈중 케톤체 농도가 올라가면 과도한 인슐린 부족으로 케톤산증이 일어날 위험이 있다. 그 경우 의식 장에, 혼수상태와 같은 응급 사태가 일어나므로 신속하게 대응해야 한다.

2형 당뇨병 환자의 경우 인슐린이 약간이나마 나오기 때문에 케톤산증이 발생하는 일은 거의 없다. 그럼에도 의과대학에서는 지금까지 케톤체는 무조건 몸에 나쁘다는 강의를 해 왔다. 그 때문에 '케톤체 악당설'이 의학계를 중심으로 유포되었다. '탄수화물 제한은 바람직하지 않다.'는 의료 관계자의 의견도 여기서 나온 것이다.

앞으로 의과대학 수업에서는 학생들에게 케톤체에 관한 정확한 지식을 가르쳐야 한다. 케토시스와 케톤산증을 제대로 구별할 수 있어야 암 치료 요법에서 케톤식을 순조롭게 받아들일 수 있기 때문이다.

그 증거에 대해 살펴보자.

다음 표는 면역 영양 케톤식을 3개월 이상 실시한, 당뇨병이 없는 환자의 최고 총 케톤체 수와 혈액 및 소변의 pH를 표기한 것이다.

면역 영양 케톤식을 실시한 환자의 총 케톤체와 혈액 및 소변 pH

	연령/성별	혈당치	총 케톤체	혈중 pH	소변 내 pH	질환
1	55/여	88	1.063	7.382	5.5	유방암
2	68/남	85	1.735	7.349	5.0	대장암
3	58/여	81	1.162	7.418	6.0	유방암
4	51/여	84	0.816	7.337	6.5	대장암
5	70/남	94	0.814	7.399	6.5	대장암
6	73/여	88	0.325	7.411	6.0	대장암
7	27/남	92	1.756	7.350	5.0	췌두부암

※ 소변 내 pH의 기준치는 성별과 연령에 따른 구별은 없으며, 정상치의 범위는
   5.0~8.0이다.
※ pH 8.5 이상은 알카리성뇨, pH 4.5 이하는 산성뇨로 진단된다.
※ 혈중 pH의 정상치는 7.35~7.45이다.

아세토아세테이트와 베타하이드록시부티르산의 합계인 혈중 케톤체 농도는 일반식을 섭취하는 건강한 사람의 경우 0.028~0.12mM/l(밀리몰퍼리터)이다. 반면 환자는 0.325~1.756mM/l라는 대단히 높은 수치가 나왔다.

혈중 pH는 7.35~7.45가 중성이고, 그 이하가 산성, 그 이상이 알칼리성이다. 케톤체가 비정상적으로 늘어났음에도 환자의 모든 pH는 거의 중성을 가리켰다.

이것은 케톤체가 급격히 늘어난 케토시스 상태이지 혈액의 산성

화로 중대한 증상을 초래하는 케톤산증 상태가 아니라는 것을 이야기한다. 또 정상 수치가 5.0~8.0인 소변의 pH를 보면 모든 사람이 그 범위 안에 들어가 있다.

즉 인슐린이 정상적으로 기능하는 한, 아무리 케톤체가 많이 나와도 케톤산증이 되지는 않는다는 사실이 임상 결과에서도 부차적으로 증명되었다.

뇌세포의 에너지가 되는 케톤체

의료인이 탄수화물 제한에 회의적인 태도를 취하는 또 다른 이유로 '탄수화물 제한이 뇌에 손상을 일으킨다.'는 주장이 있다.

뇌세포와 혈관 사이에는 유해 물질이 들어가지 않도록 하는 '혈액 뇌관문'이라는 선택적 장벽이 있다. 포도당이나 산소 등은 혈액 뇌관문을 자유롭게 통과할 수 있지만, 고분자인 단백질이나 아미노산, 불용성(액체에 녹지 않는 성질)인 지방은 잘 통과하지 못한다.

오랜 기간 의학계는 이 점을 근거로 들어 뇌세포는 포도당만 에너지원으로 이용한다고 생각했다.

그러나 지방산에서 생성되는 케톤체는 수용성(물에 녹는 성질)이므로 단백질에 의한 특별한 운반 수단이 없어도 그 밖의 장기로 쉽게 운반된다. 마찬가지로 혈액 뇌관문이나 세포막도 간단하게 통과할 수 있다는 사실이 최근 연구로 밝혀졌다.

뇌가 사용하는 에너지 비율을 살펴보면 평소에는 포도당이 100%를 점유하지만, 절식인에서는 케톤체가 60% 이상을 점유한다는 보고가 있다. 즉 포도당이 고갈되면 뇌세포는 케톤체를 에너지로 삼는다는 것이 명확히 밝혀진 셈이다.

그러나 의학계에 오래 전부터 뿌리박힌 '상식' 탓인지 많은 의사가 이 점을 모르거나 인정하려 들지 않아 나를 실망시켰다. 그중에는 '탄수화물을 끊으면 암에 걸린다.'라고 주장하는 의사도 있다. 물론 탄수화물만 끊으면 정상세포가 생존을 위해 주위에 있는 암세포와 동화되어 자신을 암세포로 만드는 역설적인 현상이 일어나기도 한다. 그러나 이것은 시험관에 한정된 경우이다. 케톤체를 주입하지 않고 포도당만 끊은 상황에서 시행된 실험이다.

요컨대 '탄수화물을 끊으면 암에 걸린다.'라는 주장은 '케톤체가 생성되는 상황에서 케톤체는 정상세포에 우선적으로 흡수된다.'는 사실을 완전히 무시한 것이다.

03.
암에 대한 케톤식의 효과

케톤식이 화학 요법의 효과를 높인다는 사실도 최근 분명해졌다. 특히 뇌종양에 효과적임을 검증하는 동물 실험이 세계 각국에서 활발하게 이루어지고 있다.

악성 글리오마(신경 교종. 뇌를 구성하는 신경 교세포에 발생한 모든 뇌종양)를 이식한 쥐들을 표준적 식사를 제공하는 그룹과 케톤식을 제공하는 그룹으로 나누어 뇌에 방사선을 조사하는 실험을 하자 놀랄 만한 결과가 나왔다. 표준식을 섭취한 쥐 그룹 중 상당수에 뇌종양이 증식한 반면 케톤식과 방사선 병용 치료를 받은 쥐 그룹에서는 11마리 중 9마리의 뇌종양이 소멸한 것이다.

종양을 이식한 지 101일 후에는 이 9마리의 쥐에게도 표준식을 제공했지만 200일 이상 뇌종양이 재발하지 않았다.

쥐를 이용한 이 실험은 '케톤식은 방사선 치료의 항종양 효과를 현저하게 증강한다. 케톤식으로 인해 유도되는 세포 내 대사 변화는 인간의 악성 신경 교종의 표준 치료의 보강 요법으로 유효하다.'라는 결론을 도출했다.

또 '케톤식이 산화 스트레스를 높여 방사선 치료의 부분 관해율을 높인다.'는 가설을 검증하기 위해 폐암인 쥐를 이용한 실험도 진행하였다. 그 결과 표준식을 섭취한 쥐 그룹보다 케톤식과 방사선 치료를 병행한 쥐 그룹의 종양 증식 속도가 현저히 떨어진다는 사실이 밝혀졌다. 이 실험 대상 중에는 방사선과 항암제를 병행한 쥐 그룹도 포함되어 있었다. 그러나 여기서도 케톤식을 실시한 그룹의 관해율이 현저하게 높았다.

케톤식은 화학 요법의 효과를 높인다

동물 실험 결과를 바탕으로 서구의 의료 기관은 케톤식이나 탄수화물 제한식을 암 치료에 적용하기 위해 임상 연구를 시작했다.

2011년 7월, 미국국립보건원(NIH)과 아이오와대학이 '방사선 치료와 화학 요법을 실시한 4기 폐암과 췌장암'에 대한 케톤식 효과의 임상 연구를 개시했고, 2019년 7월에 최종 보고될 예정이다.

그보다 앞서 미국 앨버트 아인슈타인 의과대학의 방사선과 팀은 '탄수화물 제한에 의한 케톤식' 치료 효과에 관해 임상 연구 보고서를 발표했다.

다음은 그 보고서의 내용 중 일부이다.

임상 연구 피험자는 완치될 가망이 없는 암 환자이다. 전신 상태를 총괄적으로 평가하는 PS(Performance Status)가 0~2단계(1~5단계 평가이며 단계가 낮을수록 전신 상태가 양호하다.)이고, 모든 장기 기능이 정상이고, 당뇨병이 없으며, 최근 체중 감소가 없고, 비만도를 표시하는 체질량 지수(BMI 지수)가 20kg/m² 이상인 조건을 충족하는 환자를 대상으로 한다. 이들에게 탄수화물을 총 칼로리의 5%로 제한한 식사를 실시해 인슐린 분비를 억제한다. 이것을 26~28일간 계속하며 섭취 영양소, 체중, 혈청 전해질, 베타하이드록시부티르산, 인슐린, IGF-1를 측정하여 경과를 관찰했다.

그 결과 실험 대상자 모두에게 부작용이 나타나지 않았고, 평균 섭취 총 칼로리는 실시 전보다 35±4.9%(±4.9는 표준 편차, 평균값 35를 중심으로 퍼져 있는 정도를 나타낸다.) 감소했고, 체중은 평균 4%(한 명만 2.5% 증가하고 그 외에는 모두 감소하였다. 최대 6.1% 감소) 정도로 줄어드는 데 그쳤다.

또 대상자 10명 중 9명이 탄수화물 제한식을 시작하기 전에는 암이 빠르게 진행하고 있었지만, 임상 연구를 종료한 뒤 실시한 PET 검사에서 5명이 증상이 안정되었고, 1명이 부분 관해라는 결과가 나왔다. 완치할 가망성이 없는 진행성 암 환자 10명 중 5명이 증상 안정, 1명이 부분 관해가 나와 탄수화물 제한에 의한 케톤식이 암 치료에 유효하다는 것을 증명했다.

이 예비 실험 결과에 관해 임상 연구팀에서는 다음과 같은 결론을 내렸다.

① 인슐린 분비를 저해하는 식이 요법(탄수화물 제한에 의한 케톤식)
   은 진행암 환자에게 안정적으로 시행할 수 있다.

② 이 식이 요법에 따른 항종양 효과(증상 안정 및 부분 관해)는 섭취
   칼로리나 체중 감소와 상관이 없으며, 케톤식 정도(혈중 케톤체
   농도)와 상관이 있다.

③ 표준 치료의 보완 요법으로써 인슐린 분비를 억제하는 식이
   요법의 유효성에 관해 대규모의 임상 연구를 실시해야 한다.

오사카대학의 케톤식 임상 연구

오사카대학 하기와라 게이스케 교수의 연구팀은 일본에서 처음으
로 암 치료에서 케톤식 임상 연구를 도입했다.

2015년 10월 29일, 제53회 일본 암치료학회 학술집회에서 발표
한 임상 보고 내용을 간단하게 소개하면 다음과 같다.

임상 연구 대상자는 비소세포 폐암 4기의 경구 섭취 가능한 환자
로, 필요에 따라 화학 요법이나 방사선 요법 등을 병용하였다.

첫 일주일간 탄수화물을 1일 10g으로 섭취하고, 2주~3개월까지
는 1일 20g 이하, 3개월 이후는 1일 30g 이하를 섭취하였다. 하루
섭취 칼로리는 체중 1kg당 30kcal(체중 50kg인 사람은 50×30으로 하루

1500kcal)로, 미량 원소와 비타민은 건강 보조 식품으로 보조적으로 섭취하고, 에너지 보급에 관해서는 MCT(중쇄 지방산) 오일, 케톤 포뮬러(유아 난치성 간질 치료용 분유)로 에너지를 보급했다. 그리하여 케톤식 도입 3개월 후에 PET-CT 촬영을 하여 결과를 평가하였고, 도입 12개월 후에는 생존율과 QOL을 살펴보았다.

처음에는 5명의 환자가 이 임상 연구에 참여했지만, 2명이 동의를 철회하여 최종적으로 3명이 시행했다.

다음은 내 소견이 포함된 내용이다.

폐암 4기 56세 여성의 사례

암이 발병한 지 8개월이 지나고부터 케톤식을 실시했다. 3개월간 케톤식을 섭취한 결과, PET-CT에서 종양이 축소된 것을 확인했다. 1년 후 완전 관해 치료 판정을 받았고, 케톤식을 시작한 지 974일째 생존 중이다.

폐암 4기 65세 남성의 사례

암이 발병한 지 2년 2개월 후부터 케톤식을 실시했다. 3개월간 케톤식을 섭취하고 PET-CT 촬영을 했지만 복막 파종(암세포가 씨를 뿌리듯이 복막으로 전이된 것)으로 인해 평가할 수 없었다. 1년 후에는 종양 크기가 20% 이상 커진 상태였다. 개인적인 견해를 말하자면, 이 환자는 케톤식을 시작한 시점이 너무 늦어서 진행성 질환이라는 안타까운 결과가 나온 듯하다. 그러나 케톤식을 계속하여 792일째 생존 중이다. 그야말로 식이 요법이 이루어 낸 성과라 할 수 있다.

폐암 1B기(종양 크기가 3~5cm, 전이 없음) 53세 여성의 사례

2011년 좌하엽 절제 수술을 받았지만 케톤식을 시작한 지 3개월 후에 뇌로 전이되어 4기 판정을 받았다. 이를 계기로 케톤식을 일시 중단했다. 감마나이프 방사선 치료를 받았고, 뇌종양이 소멸되었다. 암 분열과 증식을 억제하는 분자표적약을 이용해 원발소를 축소시킨 다음 적출 수술을 한 결과 완전 관해 판정을 받았다. 케톤식을 시작한 지 617일째 생존 중이다.

참고로 이 3명의 혈중 케톤체는 1개월 만에 아세토아세테이트가 0.9866 ± 0.4533mM/l, 베타하이드록시부티르산이 2.298 ± 1.2704mM/l까지 상승했다. LDL(악성 콜레스테롤)은 약간 상승했지만, 저혈당, 구토감, 권태감은 보이지 않았고, 전신 상태를 총괄적으로 평가하는 PS와 소화 기관 증상의 특이적 척도가 되는 GSRS(위장관 증상 평가 척도)가 모두 개선되었다.

하기와라 교수는 이런 견해를 표명했다.

"폐암 환자의 케톤식 도입은 안전하게 시행되었으며, QOL도 개선되고, 연명 효과를 보일 가능성을 시사했다. 금후 다양한 사례를 축적하여 유효성을 밝히겠다."

'손쓸 도리가 없는' 환자의 사례

하기와라 교수가 사례를 발표한 암치료학회 학술 집회에서 나도
「유방암 수술 후 재발: 단백질을 강화한 탄수화물 제한식과 화학 요
법을 병행한 QOL이 개선된 예」를 발표했다.

이 사례는 이 책 서두에서 간략하게 언급했는데, 여기서 좀 더 구
체적인 내용을 설명하겠다.

대상자는 2007년 8월에 수술로 오른쪽 유방 전체를 절제한 후 방
사선 치료와 호르몬 치료를 했지만 그 후 재발하여 국소 절제술을
실시한 70세 여성이다.

그녀는 2010년 5월 암이 재발했다. 다시 한번 국소 절제술을 시
행하고 종류를 바꾼 호르몬 치료를 계속했지만 이번에는 왼쪽 유방
에 암이 전이되어 2013년 11월 유방 전체를 절제했다. 수술 후 항암
치료를 시작했지만 이듬해인 2014년 8월 CT 및 뼈 골신티그래피(뼈
질환을 조사하기 위한 핵의학적 검사, 본 스캔이라고도 불린다.)로 흉골, 늑골
전이, 복막 파종, 피부 전이를 발견했다.

그녀는 같은 해 9월 새로운 항암 치료를 시작했다. 부작용에 따른
전신 권태감이 뚜렷하게 보이며 유방암 환자의 삶의 질 설문 평가
인 'EORTC QLQ' 점수도 떨어졌다. 이쯤 되면 말 그대로 '손쓸 도
리가 없는' 상황이다.

이때 예전부터 주목해 왔던 케톤식이 떠올랐다. 하지만 그 당시
일본에는 케톤식이 암 치료에 유효하다는 보고가 전혀 없었다. 오

사카대학이 폐암 환자를 대상으로 케톤식의 임상 연구를 시작한 것은 알고 있었지만 자세한 진행 상황을 알 수는 없었다.

실험에 기초한 근거가 없는 이상, 병원 윤리위원회의 허가를 얻기 어렵다. 더구나 내가 근무하는 공사병원은 NST(입원 환자에게 최고의 영양 요법을 제공하기 위해 의사, 간호사, 약사, 영양 관리사 등이 직종을 초월해 힘을 합하는 시스템)를 준수하고 있었으므로 말할 나위도 없었다.

나는 육상 경기에서 부정 출발을 하는 모양새로 입원 중인 이 환자에게 항암 치료와 병행하여 케톤식을 실시했다. 효과가 나타난 것은 그로부터 얼마 지나지 않아서였다. 먼저 전신의 권태감이 개선되는 등 EORTC QLQ 점수가 훨씬 높아졌다. 또 그 후에 한 검사에서 오른쪽 폐에 전이된 암이 축소되었고, 오른쪽 앞가슴의 피부 전이 상태도 개선되었음을 육안으로 확인할 수 있었다. 이 환자의 경우 극단적인 탄수화물 제한 케톤식을 6개월간 지속했다. 그러자 소변의 케톤체는 최고 +3, 혈중 총 케톤체 수치도 최고 1.228mM/l로 케토시스 상태가 나타났다.

통상적으로 이 환자처럼 몇 번이나 암이 재발한 경우에는 항암제가 거의 효과를 보이지 않는다. 더구나 환자는 백혈구가 감소하고 전신 권태감이 강해서 거의 누워서 생활하는 상태였다. 그런데 케톤식과 항암 치료를 병용하자 재활 훈련을 할 수 있을 정도로 체력이 회복되었고 퇴원도 할 수 있게 되었다. 그녀는 지금도 탄수화물을 제한한 완만한 케톤식을 계속하면서 암과의 공존을 꾀하고 있다.(2016년 8월)

경시되어 온 음식 치료

2015년 10월 제53회 일본 암치료학회 학술집회에서는 내 임상 보고와 오사카대학의 하기와라 교수의 임상 보고 등 '탄수화물 제한에 의한 암 치료 접근'이라는 획기적인 주제가 다루어졌다. 하지만 내 바람과는 달리 방청객도 적었고 질문도 거의 없었다. 전체적으로 관심을 끌지 못한 발표였다.

일본의 암 치료는 여전히 화학 요법에 중점을 두고 있다. 그래서 암 환자가 기대하는 식이 요법은 일본의 암 치료의 최고봉인 암치료학회에서도 별 주목을 받지 못하는 것인지 모른다. 솔직히 말해서 약간 낙담했다.

일본의 암 치료 현장에서 음식에 의한 치료 접근법이 경시되어 온 것은 아무리 생각해도 부정할 수 없는 사실이다. 그러나 거듭 말하지만 암세포가 포도당(탄수화물)을 주요 에너지원으로 삼고 있다는 것은 확실하다.

일본병태영양학회가 출판한 『암 병태 전문 영양 관리사를 위한 암 식이 요법 가이드북』에서도 이 점이 간결하지만 분명하게 명기되어 있다.

"암세포의 주요 에너지원은 포도당이다. 따라서 암 환자는 포도당의 대사 회전이 높아진 상태이다. 이 점에서 암 환자는 간에서 당을 생성하는 것이 항진되어 있으며, 근육에서 유래한 아미노산과 지방 조직에서 유래한 글리세롤이 당을 생성하는 기초 물질로 이

용된다. 이로 인해 암 환자의 근육량이 감소하고 지방량이 감소된
다……."

그러나 이 사실이 의료 현장에 적용되고 있는가 하면 안타깝게도
그렇지 않다.

국립암센터의 보고에 따르면, 2015년도에 암에 걸린 환자는 98만
명이다. 하지만 일본병태영양학회가 인증하는 '암 병태 전문 영양
관리사'는 전국을 통틀어 300여 명에 불과하다. 당연히 암 환자에
대한 영양 지도는 뒷전이 될 수밖에 없다.

이를 개선하기 위해 학회도 암 병태 전문 영양 관리사를 육성하
는 데 힘을 기울이고 있지만 암 환자의 증가 속도를 따라잡으려면
상당히 시간이 걸릴 듯하다.

그런 상황을 상징적으로 보여 주는 것이 병원 입원식이다. 예전
에 '영양 소요량'이라고 불렸던 입원식의 에너지 섭취 기준은 입원
환자의 활동성이 낮다는 이유로 일반 기준의 70%로 설정되었다.
그러나 지금은 '식사 섭취 기준'이라는 개념이 도입되어 일본후생
성이 만든 「일본인의 식사 섭취 기준」을 바탕으로 입원식을 만들어
야 한다.

많은 병원은 이 일본인의 식사 섭취 기준이 장려하는 양을 이용
하여 연령별로 단백질 섭취량을 정한다. 내가 근무하는 병원을 예
로 들면, 평균 연령으로 환산할 경우 하루 총 섭취 에너지는 대략
2100kcal이고 단백질 섭취량은 약 59g이다. 단백질 1g은 4kcal이므
로, 이 경우 236kcal(59×4)의 에너지를 단백질에서 섭취한다는 말

이다.

또 지방이 총 에너지에서 점유하는 비율도 정해져 있다. 입원 환자의 평균 연령을 고려하면 지방량은 총 에너지의 24%에 상당한다. 그러면 지방이 점유하는 칼로리는 504kcal(2100×0.24)이다.

단백질과 지방을 합친 칼로리는 740kcal이기 때문에 나머지 1360kcal를 탄수화물에서 섭취한다는 계산이 된다.

탄수화물은 1g당 4kcal이므로 하루 섭취량은 340g(1360÷4), 총 섭취 에너지의 무려 65%를 탄수화물이 차지하는 셈이다.

암세포는 암을 증식하게끔 도와주는 이 식단을 당연히 환영한다. 더구나 암 치료에 필요한 단백질의 에너지 비율은 11.2%로 탄수화물 비율에 비해 너무나 낮다.

이런 점만 봐도 일본 의료가 암 환자에 대해 얼마나 음식에 의한 치료법을 경시해 왔는지 충분히 알 수 있다.

총 케톤체 수치가 높으면 암이 사라진다

의료 관계자 가운데 식이 요법에 큰 가능성을 기대하는 사람이 많은 것도 사실이다. 나는 그 점에 용기를 얻어 앞서 말한 학회 발표 후에 하기와라 교수와 탄수화물 제한에 대한 의견을 교환했다.

우리는 케톤식에 보험 적용을 추진하고 싶다는 공통된 바람을 갖고 있었다. 케톤식은 단독으로 암에 효력을 발휘하기보다는 항암 치료 등을 병용했을 때 더 큰 효과를 보이기 때문이다.

또한 총 케톤체 수치가 일정 이상 오르면 일종의 암 억제 유전자 스위치가 켜져 암이 축소되는 게 아닌가 하는 희망적 인식도 갖고 있었다. 하기와라 교수와 공유한 이 인식들은 내게 자신감과 희망을 안겨 주었다. 내가 지지적 요법으로 적용하는 면역 영양 케톤식에서도 총 케톤체 수치와 암 관해의 상관관계가 두드러지게 나타났기 때문이다. 내가 생각하는 암 치료는 이 케톤체를 단기간에 올려서 암을 축소하여 수술이 가능한 상태로 만드는 것이었다.

앞서 말했듯이 나는 2015년 1월부터 「암 4기 진행 재발 대장암, 유방암-단백질과 EPA를 강화한 탄수화물 제한식의 QOL 개선 임상 연구」라는 제목의 임상 연구를 시작했다.

1개월에 한 번꼴로 환자와 환자의 가족을 대상으로 '암 치료에 관한 스터디 모임'을 열고 면역 영양 케톤식을 지도했다.(현재는 일반인을 대상으로 월 1회 강연회를 열고 있다.) 암과 암 치료에 관한 지식을 전체적으로 파악하여 환자 자신이 먼저 자신의 주치의가 되어야 한다고 생각했기 때문이다.

2016년 1월에는 제19회 일본병태영양학회 연지학술집회에서 임상 연구에 대한 중간보고를 했다. 항암제를 병용한 임상 연구에서 13명 중 9명이 3개월 이상에 걸쳐 면역 영양 케톤식을 실시하자, 부분 관해가 6명, 진행 억제가 1명, 증상 악화가 2명으로 나타났다.

이것은 임상 연구를 시작한 지 3개월이라는 제한이 설정되어 있었던 보고 결과였다.(그 뒤 이 9명의 4기암 환자들이 어떤 변모를 보였는지는 5장에서 자세히 설명하겠다.)

또한 임상 연구를 종료한 뒤에도 면역 영양 케톤식을 반년 이상 계속한 대장암 4기의 환자에 대해 말하자면, 2016년 2월 7명 중 5명이 수술을 할 수 있었고 모두 완전 관해 판정을 받았다.

완전 관해에 이르는 바로미터가 된 것도 총 케톤체 지수이다. 다음 그림을 보면 알 수 있듯이 바로미터가 되는 케톤체 지수는 1.0mM/l 이상이다.

임상 개시로부터 3개월 후 중간보고 (※RECIST 판정)

단위	연령/성별	질환	최고 총 케톤체	평균 총 케톤체	평가
1	70/여	유방암	1.228	0.91	부분 관해
2	55/여	유방암	1.187	0.54	부분 관해
3	68/남	대장암	1.176	0.914	부분 관해
4	59/여	대장암	1.119	0.605	부분 관해
5	73/남	대장암	0.696	0.487	증상 악화
6	73/여	대장암	0.634	0.501	부분 관해
7	66/남	대장암	0.628	0.373	부분 관해
8	58/남	대장암	0.271	0.175	증상 악화
9	51/여	대장암	0.098	0.092	진행 억제

즉 혈중 총 케톤체 지수가 1.0mM/l를 넘으면 암이 축소, 소멸하거나 종양 표지가 떨어지는 경향이 있다는 것을 데이터를 통해 명확하게 알 수 있다.

태아는 케톤체로 살아간다

총 케톤체 수치 1.0mM/l 이상에 관련하여 『지방의 진실 케톤의 발견』의 저자이자 산부인과 전문의인 무네타 테츠오 의사가 무척 흥미로운 발표를 했다.

무네타 의사는 자신의 당뇨병을 탄수화물 제한식을 함으로써 극적으로 개선했다. 그 이후 탄수화물 제한식에 의한 케톤체를 '임산부 당뇨병'을 치료하는 데 적용하여 뛰어난 실적을 올렸다. 그 과정에서 제대혈이나 융모(태아와 모체를 연결하는 혈관)에서 태아의 케톤체 수를 측정하자 태아의 케톤체 수가 평균 1.6mM/l 이상이나 된다는 것을 발견했다.

앞서 말했듯이 일반 성인의 혈중 케톤체 농도 기준치는 0.028~0.12mM/l이다. 그와 비교해도 태아의 케톤체 수가 굉장히 높다는 것을 한눈에 알 수 있다.

한편 태아의 혈당치는 약 35mg/dL이다. 일반 성인의 정당 혈당치는 70~110mg/dL이므로 이 역시 태아와 확연히 차이가 난다. 이것은 태아가 포도당에 의존하지 않고 케톤체를 주요 에너지원으로 삼고 있음을 여실히 나타낸다.

그리고 1.6mM/l를 넘는 태아의 케톤체 수는 암을 완치하는 데 중요한 지침을 안겨 주었다.

태아는 끊임없이 세포 분열을 하여 비로소 이 세상에 나오는, 이른바 원시 세포의 집합체라 할 수 있다. 태아의 세포 분열 속도는 암세포에 필적한다. 또한 세포가 잘못 복제된 경우에도 케톤체와 혈당이 그 세포를 암세포로 변화하지 못하게 한다.

나는 암 치료도 태아의 신생 세포와 같다고 해석한다. 암 치료 역시 세포 전체가 새로 태어나면서 세포가 리셋되는 것이다.

암 치료를 할 때 케톤체가 많이 나올수록 암세포가 원활하게 정상세포로 변환된다. 그런 의미에서 태아의 케톤체가 1.6mM/l 이상이라는 것는 암세포가 정상세포로 리셋되는 기준이 될 수 있지 않을까 예상한다.

이는 앞으로 풀어야 할 중요한 연구 과제로 남아 있다.

암세포가 분열, 증식하기 위해 합성하는 주요 지방산 역시 동물성 포화 지방산이다.
이것은 세포막에서의 포화 지방산 구성비를 늘림으로써
스스로를 세포 외의 스트레스로부터 방어하고 있기 때문이다.
따라서 암을 치료하는 식이 요법에서는 특히 동물성 포화 지방산 섭취를 억제해야 한다.

Part 2.

암 치료에
필요한
영양소란?

01.
영양 상태와
항암 치료의
상관관계

암 치료는 수술, 항암제, 방사선이라는 '3대 요법'을 중심으로 한다. 이 3대 요법은 그 나름의 효과를 기대할 수 있는 반면 부작용이나 체력 소모로 인해 환자의 면역 기능을 저하시키는 것이 문제가된다.

환자의 육체적, 정신적 부담을 덜어 주기 위해 요즘에는 내시경을 사용한 복강경 수술이나 국소 집중 조사가 가능한 정위 방사선치료를 도입했다.

부작용이 가장 우려되는 항암제 역시 30년 전에 비하면 훨씬 부작용이 적은 약이 개발되었지만, 이러한 약물·화학 요법이 여전히환자의 심신에는 과도한 스트레스를 주고 있다는 점은 변하지 않았다.

외과의사로서 내가 문제의식을 가지게 된 것도 약물·화학 요법이 이런 공과를 갖고 있기 때문이었다.

외과의사는 환자의 생사 열쇠를 쥐고 직접적인 책임을 지는 입장에 놓여 있다.

수술은 성공했지만 합병증을 일으키거나 봉합부 전이나 창부 감염, 나아가 수술 후 항암제 투여로 체력과 면역력이 현저히 떨어진 환자를 셀 수 없을 정도로 보아 왔다. 그런 의미에서 외과의사는 내과의 이상으로 애를 먹는 일이 많으며, 자연히 내과의사 이상으로 환자의 몸 상태를 고려하는 경향이 있다. 내가 영양학을 철저하게 연구하게 된 이유 중 하나도 그 점에 있었다.

영양 상태가 좋지 않으면 예후가 불량하다

이런 쓰라린 경험을 반복하면서 환자의 수술 전후의 영양 상태가 좋지 않으면 예후가 불량하다는 점을 다시 한번 깨달았다. 예를 들면 환자의 영양 섭취가 불충분한 경우 의료 현장에서는 환자의 심장 근처에 있는 대정맥에 고칼로리의 수액을 투여한다. 이것은 중심 정맥 영양이라고 불리는데 장을 경유하지 않고 필요한 영양을 혈관을 통해 전신의 세포에 공급한다.

그러나 합병증을 일으킨 뒤 이 고칼로리 수액을 투여하면 혈당치가 급속히 올라서 아무리 인슐린을 투여해도 혈당치가 좀처럼 내려가지 않는 폐해가 일어난다. 장기간 이 방법을 쓰면 간 기능 장애가 일어나기도 한다.

한편 이 고칼로리 수액을 투여하면서 영양을 입으로 섭취하면 혈당치를 원활하게 조절할 수 있으며 합병증도 의외로 빨리 치유된다. 장이 움직여서 면역 기능이 향상되기 때문이다.

면역 세포의 80%는 창자 간막(복막의 일부. 장과 등 쪽을 연결하는 두 겹의 얇은 막)에 존재한다. 즉 장내 환경을 정비하는 것이 면역 기능을 높이는 열쇠가 된다. 그러려면 입으로 영양을 섭취하여 장의 움직임을 촉진해야 한다.

장에서 소화·흡수된 영양소는 지방은 림프관, 그 이외는 진부 간으로 들어가고 그곳에서 단백질과 탄수화물, 지방이 합성되어 전신의 세포에 보내진다. 그러나 수액에 의한 영양은 곧바로 혈관으로 들어가기 때문에 그중 30% 정도밖에 간에 도달하지 않는다. 당연히 영양 합성량이 저하하여 전신으로 공급되는 영양도 적을 수밖에 없다. 게다가 수액의 영양 성분은 대부분 당분이며 근육을 형성하는 단백질 합성은 미미하다. 이래서는 암세포만 건강해질 뿐 암 치료에 필요한 면역 기능이 향상되지 않는다.

외과의사들은 누구나 영양 상태가 좋지 않을 때 수술을 하면 수술 예후가 무척 나쁘다는 것을 알고 있다. 항암 치료를 할 때도 마찬가지이다. 부작용이 강하게 나타나고 항암 치료 효과가 떨어진다. 최근에는 보험 적용 외의 면역 활성화 요법이나 유전자 치료가 암 치료의 구세주로 등장했지만, 이 값비싼 요법을 적용해도 영양 상태가 부실하면 기대한 만큼의 효과를 얻지 못한다.

안타깝게도 일반적인 암 치료 현장에서는 환자에 대한 위와 같은 고려가 거의 없다. 암세포가 탄수화물을 영양원으로 삼고 있다는 사실조차 치료 현장에 적용되지 않는 경우가 태반이다.

지금의 암 치료 현장에서는 '영양'이라는 가장 기본적인 요소가 치료의 틀에서 완전히 빠져 있는 것이다.

02.
암 검사의
중요한
지표

환자의 혈액 데이터에서 특히 중시하는 검사 항목이 알부민이다. 알부민은 총 단백질의 약 67%를 점유하는 단백질의 합성체로 영양 상태나 면역 기능의 지표로 작용한다. 알부민은 체액 농도를 조정하고 혈중 필수 영양 물질을 세포의 구석구석까지 운반하는 등 혈액 속에서 무척 중요한 역할을 한다.

이 알부민은 간에서 생성되므로 간에 장애가 생기면 합성 능력이 억제되어 수치가 급격히 저하된다. 그렇게 되면 수술을 해도 쉽게 합병증이 발생하고 항암제 효과도 떨어진다. 아무리 면역을 활성화하는 첨단 의학을 실시해도 알부민 수치가 낮다면 별다른 효력을 기대할 수 없다.

반대로 알부민 수치가 양호하면 수술 후의 합병증이 적게 일어나고 항암제도 잘 듣는다. 이것은 영양 상태가 좋아짐에 따라 면역 기능이 향상되었기 때문이며 면역 활성화 요법에서도 충분한 효력을 발휘한다고 기대된다.

내가 면역 영양 케톤식으로 단백질을 강화할 것을 주장하는 이유도 이 알부민 수치를 개선하여 치료 효과를 높이기 위해서이다. 식욕 감퇴 등으로 단백질이 부족해져 알부민 수치가 낮은 환자에게는 아미노산이 함유된 건강 보조 식품(탄수화물 함유량이 적은 제품)을 권장한다. 면역 영양 케톤식의 첫 사례가 된 유방암 환자도 아미노산 건강 보조 식품을 보충함으로써 알부민 저하를 방지하고 백혈구 감소 등의 항암제 부작용을 경감시켰다.

하지만 일반 암 치료 현장에서는 알부민 수치를 그다지 중시하지 않는다. 알부민 수치가 낮음에도 강한 항암제를 투여하기도 하여 오히려 환자의 체력을 떨어뜨리는 사례가 빈번하다. 이런 폐해를 피하기 위해서라도 환자 자신이 스스로 주치의가 되어 먼저 영양과 면역력의 지침이 되는 알부민의 중요성을 인식해야 한다.

알부민과 CRP

의료 기관에 따라 다소 차이가 있지만 내가 근무하는 병원에서의 알부민의 표준치는 3.8~5.2였다. 이것을 4 이상으로 유지하는 것이 암 치료의 출발에서는 무척 중요하다.

한편 일반적으로는 크게 알려져 있지 않았지만 암세포의 주변에는 끊임없이 염증 반응이 일어난다.

염증 반응은 암세포에서 방출되는 인터류킨 수용체6(IL6)라는 염증성 사이토카인(특정 세포에 작용하는 단백질의 총칭)에 의해 일어나 암 증식을 강력하게 촉진한다. 이 염증 반응의 혈액 데이터를 'CRP'라고 부른다.(정상치는 0.3 이하)

CRP는 열이 날 때의 면역 반응으로도 상승하지만 암이 진행될 때는 '암 악액질'을 동반한다. 암 악액질이란 암세포가 근육 조직을 파괴하는 과정에서 발열이나 설사, 식욕 부진 등에 의한 체중 감소와 쇠약, 그리고 몸의 부종 등이 나타나는 증성을 말한다.

이렇게 염증 반응이 강한 암은 '악액질 유형의 암'이라고 부르는데, 그것을 끌어내는 열쇠가 되는 것이 알부민 수치의 저하, 즉 영양 부족이다.

CRP 수치가 안정되면 항암제 치료 등으로 일시적인 식욕 부진에 빠져도 얼마 안 가 알부민 수치가 올라간다. 또 알부민 수치가 좋으면 CRP 수치도 안정되는 경향이 있다. 즉 악액질이 개선되면 화학 요법 효과가 상승하여 그 부작용도 경감된다.

그러나 나쁜 암 악액질 상태에서는 화학 요법도 별 효과를 기대할 수 없다. 그 상태로 항암 치료나 수술을 받으면 오히려 한층 더 쇠약해지는 요인이 된다.

암 치료에서는 이 점을 잘 생각해야 한다. 요컨대 암 악액질 개선이야말로 화학 요법보다 우선하여 시행해야 하는 중요한 치료이다.

암 진행을 예상하는 유력한 지표

CRP와 알부민(Alb)을 이용한 암 악액질 평가

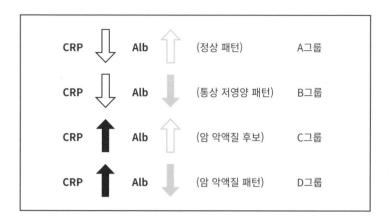

※ CRP 0.5 이하, 알부민 3.5 이상을 기준치로 한다.

출처: 글래스고대학 맥밀런 교수가 고안한 「글래스고 예측 변수(GPS)」를 변경

위 그림의 'CRP와 알부민을 이용한 암 악액질 평가'를 살펴보자. 이것은 알부민 수치 3.5 이상, CRP 수치 0.5 이하를 기준치로서 악액질 평가를 A~D그룹으로 분류한 것이다.

A그룹은 CRP 수치 0.5 이하, 알부민 수치 3.5 이상의 구분으로 악액질 평가를 '정상 패턴'으로 간주한다.

B그룹은 CRP 수치 0.5 이하, 알부민 수치 3.5 이하로 악액질 평가는 '통상 저영양 패턴'이다. C그룹은 CRP 수치 0.5 이상, 알부민 수치 3.5 이상으로 악액질 평가는 '암 악액질 후보'이다. D그룹은 CRP

수치 0.5 이상, 알부민 수치 3.5 이하로 악액질 평가는 '암 악액질 패턴'이다.

CRP 수치는 0.5 이하는 염증 반응이 적은 '비악액질 패턴', 0.5 이상은 염증 반응이 높은 '악액질 패턴'이며, 'A·B'그룹이 전자, 'C·D'그룹이 후자에 해낭한다.

그렇다면 'A·B'그룹과 'C·D'그룹의 생존율에는 어떤 차이를 보일까?

고도 진행 대장암(4기)의 암 악액질 평가(각 그룹별 장기 생존율)

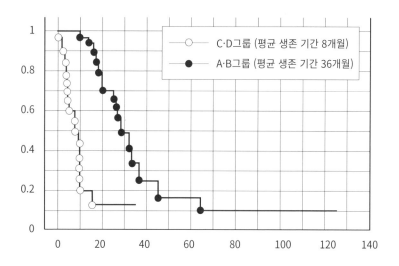

※ 고도의 진행암으로 C·D그룹에 속하는 환자 중에는 전반적인 몸 상태가 불량하여 적극적인 치료를 선택하지 않는 경우가 있는데, 이 역시 예후를 나쁘게 만드는 요인이다.
※ 같은 4기 암 환자라도 C·D그룹에서 A·B군으로 이행하면 예후를 개선할 수 있다.

출처: 암서포트HP

암 악액질 평가 A~D그룹이 대장암의 각 임상 병기에 포함되는 비율

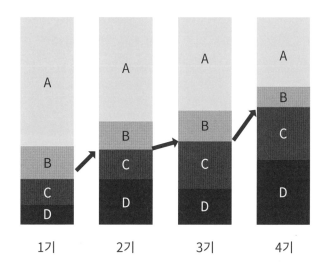

※ 암 악액질·악액질 후보군(C·D그룹)은 이미 암 조기 단계에서 나타난다.
※ B그룹의 비율이 변하지 않은 것을 보면 염증 반응이 높지 않은 저영양은 위중한 병세는 아님을 알 수 있다.

앞의 그래프는 고도 진행 대장암(4기)의 암 악액질 평가 각 그룹의 장기 생존율을 나타낸 것이다.

'C·D'그룹의 평균 생존 기간은 8개월인 데 비해 'A·B'그룹의 평균 생존 기간은 'C·D'그룹의 4.5배인 36개월이었다. 이러한 경향은 대장암뿐 아니라 유방암, 폐암, 위암, 식도암, 췌장암 등 대부분의 고형암(조직으로 이루어져 일정한 경도와 형태를 지닌 암으로 백혈병 등 종양의 간질이 액체인 것과 구별된다.)에 공통적으로 보인다.

이러한 암의 악액질 유형 구분은 암의 진행을 예상하여 치료할 때 유력한 지표가 된다. 'C·D'그룹을 'A·B'그룹으로, 최종적으로는 A그룹으로 옮기기 위해 가장 먼저 필요한 것이 '암세포에 영양을 주지 않고 정상세포만 건강하게 하는' 식사이다.

다만 'C·D'에 대표적인 암 악액질은 1기의 초기 암에도 일정 비율로 존재한다. 예를 들어 대장암 환자를 대상으로 한 암 악액질 평가에서도 모든 병기에서 20~50% 정도를 점유했다. 왼쪽 그래프를 살펴보자. 1기에서는 A그룹의 비율이 높고 D그룹의 비율이 낮다. 그런데 2기, 3기, 4기가 될수록 'C·D'그룹의 비율이 높아지고 A그룹의 비율은 낮아진다.

그러나 B그룹은 1~4기까지는 거의 비슷하다. 앞서 'A·B'그룹의 평균 생존 기간이 'C·D'그룹보다 4.5배나 길다고 썼는데, 이것은 저영양 상태여도 염증 반응(CRP)이 항진하지 않는 한 예후 양호가 유지된다는 점을 나타낸다.

그렇다면 염증 반응을 억제함으로써 예후를 개선하여 치료 효과를 높이기 위해서 단백질에 무엇을 더 강화하면 좋을까?

03.
지방을 섭취하는 요령

암세포에서는 다른 정상 장기의 세포에 비해 지방산의 합성이 활발히 이루어진다. 또 암세포에서 합성된 지방산은 암세포의 주요 구성 요소로서 암세포가 성장하는 데 반드시 필요하다.

지방산은 두 가지 큰 역할을 한다. 하나는 세포의 주위나 내부를 구성하는 막의 주성분인 '인지질'을 만드는 것, 또 하나는 에너지를 압축하여 저장하는 것이다.

이 지방산을 합성할 때, 정상세포는 식사를 통해 섭취한 지방을 원활하게 이용하지만, 암세포는 '지방산 합성 효소(FASN)' 생성량이 많기 때문에 지방산을 합성하는 대사가 항진한다. 그러므로 암세포는 외래성 지방 섭취가 많아도 그것을 이용하지 않고 자신이 에너지를 소모하여 지방산을 새로 합성하는 것을 선택한다.

이것은 세포막의 주성분인 인지질을 차례로 만듦으로써 스스로를 분열, 증식시키는 암세포의 성질을 나타낸다.

지방산은 화학 구조에 의해 다양하게 분류되는데 크게 포화 지방산과 불포화 지방산으로 나뉜다.

포화 지방산은 탄소가 전부 수소와 결합된 분자 구조를 가지며 융점(고체가 융해하여 액체가 되는 온도)이 높은 것이 특징이다. 특히 동물성 포화 지방산(장쇄 지방산)은 인간의 체온으로는 녹지 않으며 과다 섭취하면 혈액이 끈적끈적해져 중성 지방과 콜레스테롤을 올린다.

최근에는 기능성 의학 전문가가 세미나 등에서 이 포화 지방산 섭취를 권하고 있다. 포화 지방산의 기름은 과다하게 열을 가해도 성분이 변하지 않는, 안정적인 구조를 가지고 있기 때문에 암의 원인이 되는 과산화 지방을 생성하지 않는다.

동물성 포화 지방산 섭취를 억제한다

그러나 이미 생긴 암에 대처하는 경우는 다르다. 앞서 말했듯이 암세포는 지방산 합성 효소의 발생력이 높고 지방산 합성의 대사가 항진하고 있다. 암세포가 분열, 증식하기 위해 합성하는 주요 지방산 역시 동물성 포화 지방산이다. 이것은 세포막에서의 포화 지방산 구성비를 늘림으로써 스스로를 세포 외의 스트레스로부터 방어하고 있기 때문이다. 따라서 암을 치료하는 식이 요법에서는 특히 동물성 포화 지방산 섭취를 억제해야 한다.

포화 지방산을 많이 함유한 음식으로는 베이컨, 소시지 등의 육가공 식품, 소 등심과 삼겹살, 돼지 등심 등의 붉은 고기, 생크림, 치즈, 버터 등의 유제품, 쇼트닝, 코코넛 분말 등이 있다.

포화 지방산이 많은 식품

수분이 40% 이상인 식품 베스트 32	
생크림(동물성)	수입 우삼겹
생크림(식물성)	휘핑크림(동물성)
삼겹살	수입 소 등심
크림 치즈	**리버 페이스트**
프랑크 소시지	닭고기(껍질)
소 막창	아귀 간
소 등심(허리 부위)	소 목심
아이가모(청둥오리와 집오리의 잡종)	프로세스 치즈
곱창	돼지 등심
일본산 소 등심	커피 크림(액상 / 동물성)
휘핑크림(식물성)	카망베르 치즈
비엔나 소시지	양고기(어깨)
베이컨	일본산 우둔살
수입산 소고기 목심	소꼬리
달걀(노른자)	소 혀
코코넛 우유	락토 아이스(우유 고형분이 3% 이상인 아이스크림)

수분이 40% 미만인 식품 베스트 8	
코코넛 분말	무염 버터
버터	우유
라드(돼지기름)	쇼트닝
커피 크림(분말 / 식물성)	마가린

※ 밑줄 친 글자는 면역 영양 케톤식에서 권장하는 식자재

출처: 「간단! 영양 and 칼로리 계산」(www.eiyoukeisan.com)

EPA의 효과

불포화 지방산이란 탄소가 결합될 때 탄소끼리 이중으로 결합하는 지방산을 말하며 이중 결합이 하나인 '단일 불포화 지방산'과 이중 결합이 둘 이상인 '다중 불포화 지방산'으로 나뉜다.

다중 불포화 지방산은 '오메가 3 지방산'과 '오메가 6 지방산'으로 나뉜다. 그리고 오메가 3 지방산에 속하는 불포화 지방산에는 EPA와 DHA, 알파리놀렌산이 있다.

그중 EPA는 혈액을 맑게 해 주는 작용(혈액 점도 저하 작용)을 하며 나쁜 콜레스테롤(LDL)과 중성 지방을 감소시키는(혈중 지방 저하 작용) 등 생활 습관병을 예방하고 개선하는 데 도움을 준다. 또한 항염증 작용을 하는 것으로도 주목받고 있다.

염증은 주로 백혈구의 일종인 대식 세포(체내 세균 등의 이물질을 잡

아서 그 면역 정보를 림프구에 전하는 세포)의 비정상적인 활성화로 생긴
다. EPA는 대식 세포의 비정상적 활성을 통제해 준다는 사실이 최
근의 연구로 밝혀졌다.

DHA는 뇌의 혈액 뇌 관문을 통과할 수 있는 유일한 지방산으로
뇌세포의 건전한 움직임에도 크게 기여한다. EPA는 뇌 내의 DHA
가 부족하지 않도록 DHA로 변환하는 능력도 가지고 있다. 즉 DHA
가 선택적으로 뇌나 망막에 흡수되는 것에 비해 EPA는 전신의 세포
에 골고루 흡수되는 것이 특징이다.

EPA는 암 치료에도 중요한 역할을 담당한다. 암 촉진 인자 중 하
나인 아라키돈산 합성이나 염증 촉진성 분자인 인터류킨 6 생성을
억제하고 근육의 단백 붕괴를 억누르는 작용을 한다.

게다가 EPA에는 암세포가 증식하기 위해 스스로 혈관을 늘리는
'혈관 신생'을 억제하여 암의 전이를 막으며, 암세포의 세포자멸사
를 유도하는 효과가 있다.

다시 말해 EPA는 암세포의 염증 반응을 억제하고 악액질을 개선
시키는 힘이 있을 뿐 아니라 암의 진행까지 막는다.

EPA는 암세포를 파괴한다

암세포는 '종양 간질'이라 불리는 지방의 바리케이드 같은 물질
로 보호받는다. 이 종양 간질은 세포의 결합 조직인 섬유모세포나

대식 세포, 림프구 등으로 구성되는데, 가장 큰 비중을 차지하는 것이 섬유모세포이다.

이 섬유모세포가 암 치료를 힘들게 하는 한 요인이다. 섬유모세포는 세포 증식 인자나 '세포 외 매트릭스'라고 불리는 세포의 골격 구조를 활성화시키는 등 암세포의 증식이나 침윤을 촉진하는 골칫덩이이다.

그중에서도 체내 깊숙한 곳에 있는 췌장암은 단단한 섬유모세포로 덮여 있으며, 이에 따라 암세포를 향한 항암제와 면역 세포가 침입하지 못하게 막는다. 췌장암을 치료하기 힘든 이유가 여기에 있다. 그러나 섬유모세포의 질을 바꾸기 시작하면서 췌장암도 항암제와 면역 세포 침입을 원활하게 할 수 있게 되었다. 예를 들어 국소 온열 요법(hyperthermia)은 췌장암 세포 주변의 섬유모세포끼리의 결합을 느슨하게 하여 틈을 만든다. 이와 마찬가지로 EPA에도 암세포 자체의 세포막을 부드럽게 하여 암 전체의 악성도를 경감시키는 움직임이 있다.

어떻게 이런 일이 가능한 것일까?

앞서 설명했듯이 암세포는 지방산 합성 효소 생성량이 많기 때문에 스스로 지방산을 합성하는 대사가 항진한다. 숙주인 기름의 섭취 내용에 상관없이 스스로 합성한 포화 지방산에서 촘촘한 세포막을 만들어 단단한 암세포를 형성하는 것이다.

그러나 세포핵인 DNA 정보에 의해 세포막이 형성되는 과정에서 숙명적으로 세포 주변에 있는 지방도 세포막에 흡수하는 성질이 생긴다. 즉 세포막만은 암세포의 DNA 지령을 100% 들을 수가 없는데, 바로 이 점 때문에 암세포가 싫어하는 EPA가 끼어들 여지가 생기는 것이다.

혈액 점도 저하 작용이 있는 EPA를 많이 섭취하면 암세포의 주변에도 EPA가 모여든다. 그것을 암세포가 흡수하면 단단한 세포막에 틈이 생겨서 이른바 불안정한 암세포로 변형된다. 그 결과 항암제와 면역 세포가 쉽게 암세포로 침입할 수 있고 암세포 자체를 사멸로 유도할 수 있다.

이 EPA는 온열 요법이나 방사선 요법의 효과도 향상시킬 수 있다. 그야말로 뛰어난 지방이라 할 수 있다.

EPA가 많이 함유된 등 푸른 생선

식자재	100g에 포함된 양
정어리	1381mg(회)
참치	1288mg(회)
고등어	1215mg(통조림)
참돔	1085mg(회)
방어	899mg(회)
꽁치	844mg(구이, 20% 감소)
연어	492mg
전갱이	408mg

하루에 EPA 4g을 어떻게 섭취할 것인가?

EPA는 체내에서 합성되지 않는 필수 지방산이다. 따라서 음식 외의 방법으로도 적극적으로 섭취할 필요가 있다.

EPA는 정어리나 고등어, 전갱이, 꽁치 등의 등 푸른 생선에 많이 함유되어 있다. 다랑어나 방어, 연어, 아귀 간, 참돔, 넙치 등의 흰 살 생선에도 함유되어 있는 등 거의 모든 생선에서 섭취할 수 있다.

일본후생성이 권장하는 EPA의 섭취량은 하루 1g 이상이다. EPA는 앞서 말한 생선회에서 효율적으로 십취할 수 있으며, 정어리나 참다랑어, 고등어 등의 회를 약 100g 먹음으로써 약 1g의 EPA를 흡수할 수 있다.

내가 시행하는 면역 영양 케톤식에서는 이 EPA를 기본적으로 하루 4g 이상 섭취한다. 규슈식품안전기관(EFSA)이 하루 5g까지는 특별한 문제가 없다고 했으니 섭취량 자체는 전혀 위험하지 않다.

그래도 하루 4g 이상의 섭취라고 하면 엄청나게 생선을 좋아하는 사람이 아닌 이상 매일 먹기는 힘들다. 4g의 EPA를 얻기 위해서는 생선회를 약 400g이나 먹어야 하기 때문이다.

부족분을 메우기 위해 환자에게 권하는 것이 오메가 3 지방산을 함유한 아마씨유다. 아마씨유는 식물 아마의 씨에서 채취하는 기름으로 필수 지방산인 알파리놀렌산을 많이 함유하고 있다. 알파리놀렌산은 체내에서 10~15% 정도 EPA로 변환된다. 아마씨유 양으로 환산하면 30g(2큰술)의 섭취로 1.8~2.7g의 EPA를 생성할 수 있다.

나는 환자에게 생선류의 회 100g 이상에 추가로 아마씨유를 15g씩 하루 2회 섭취하도록 권한다. 생선을 싫어하는 사람에게는 아마씨유를 이용하여 수제 드레싱이나 마요네즈를 만들거나, 채소 스무디에 넣거나, 두부에 간장과 함께 끼얹거나, 자기 전에 1큰술의 아마씨유를 먹는 등의 방법을 권한다.

생선회뿐 아니라 아마씨유도 못 먹겠다는 사람에게는 EPA를 배합한 에파델이라는 약을 처방한다.(하루 세 알을 복용하면 1.8g의 EPA 섭취가 가능하다.) 시판 EPA 함유 건강 보조 식품(탄수화물 함유량이 적은 것)을 복용하는 방법도 있다. 다만 EPA 섭취을 할 때는 두 가지 주의해야 할 점이 있다.

EPA 섭취 시 두 가지 주의점

먼저 아마씨유는 금방 산화하는 단점이 있으므로 가열하면 안 된다. 오랜 시간 빛에 노출되는 것도 안 되므로 사용한 뒤에는 상자에 넣어서 냉장고에 보존하거나 차광 병에 넣어 두자.

또 하나는 EPA 섭취와 항암 치료와의 병행이다. 앞서 말했듯이 오메가 3 지방산의 EPA는 암 염증 반응을 억제하고 악액질을 개선할 뿐 아니라 항암 치료 효과도 향상시킨다.

그런데 이 오메가 3 지방산에 포함된 헥사데칸산이라는 지방산이 항암제의 효과를 약화시킨다는 역설적인 연구 결과가 최근에 보고되었다.

네덜란드암연구소의 에밀 후스트 박사가 쥐를 이용한 연구에서 헥사데칸산이 아주 소량이어도 항암제(시스플라틴)의 효과가 약화된다는 점을 확인했다.

또 건강한 사람 30명에게 어유 10ml를 섭취하게 했더니 혈중 헥사데칸산의 농도가 상승했고, 어유를 섭취하기 전의 수치로 돌아갈 때까지 8시간이나 걸렸던 점도 보고되었다.

이 점에서 후스트 박사는 "추가 데이터를 얻기 전까지는 항암제 치료를 시작하기 전날부터 종료하는 날까지 일시적으로 어유 섭취를 중지할 것을 권한다."고 기재했다.

그 보고를 읽고 나도 환자에게는 항암제 투여일과 그 전후 2일, 합계 사흘간은 기본적으로 등 푸른 생선회는 삼가라고 권한다. 그래도 생선을 먹고 싶어 하는 환자에게는 EPA 함유량이 적은 흰 살 생선이나 헥사데카산이 거의 함유되지 않은 다랑어나 고등어, 아귀 등을 권한다.

중쇄 지방산

면역 영양 케톤식에서는 지방산의 기준을 총 케톤체 지수를 얼마나 높이는지에 놓는다.

케톤체를 생성하려면 피하 지방이 있어야 한다. 암이 싫어하는

EPA를 비롯한 불포화 지방산 섭취는 피하 지방을 축적하기 위해서도 필요하다. 그러나 탄수화물 제한과 EPA 강화만으로는 암 치료에 필요한 높은 케톤체 지수를 이끌어 내기 힘들다. 게다가 피하 지방이 적은 환자에게서 높은 케톤체 지수를 만들어 내기란 무척 어려운 일이다.

여기서 도우미로 등장하는 것이 포화 지방산에 속하는 중쇄 지방산이다.

다시 한번 말하지만 지방산은 '불포화 지방산'과 '포화 지방산'으로 분류된다. 그중 포화 지방산은 결합 탄소의 길이에 따라 단쇄 지방산(탄소수 7 이하), 중쇄 지방산(탄소수 8~12), 장쇄 지방산(탄소수 13 이상)으로 세분할 수 있다.

단쇄 지방산은 부티르산이나 아세트산, 프로피온산, 발레르산 등의 유기산을 말하며, 장내 세균에 의해 식이 섬유가 분해, 발효되면서 생성된다. 약산성의 장내 환경을 만들어 악액질이 나오는 효소를 억제하는 기능이 있는 한편, 칼슘이나 마그네슘, 철분 등 중요한 미네랄분을 수용성으로 변화시켜 흡수성을 높인다. 단쇄 지방산은 암을 유발하는 효소인 베타글루쿠로니다제의 활성을 억제한다. 또한 단쇄 지방산을 구성하는 낙산 중 상당수는 위 점막의 되새김으로 베타하이드록시부티르산으로 변환되어 케톤체의 주요 성분이 된다.

원래는 장내 세균이 식이 섬유로부터 발효, 생성되지만 효율적으로 단쇄 지방산을 만들려면 구아검(구아 콩 종자의 배유에서 얻은 천연 다당류), 겉껍질과 씨눈이 섞인 밀가루, 펙틴(식물의 잎에 있는 복합 다당류) 등을 섭취하면 된다.

장쇄 지방산은 동물성 지방, 유성 지방의 대명사이기도 하다. 분자가 크기 때문에 유동성과 흡수성에 떨어지고 체내에서 굳기 쉽다. 더구나 이 장쇄 지방산은 L 카르니틴이라는 비타민 작용 물질이 없으면 에너지 생성 공장인 미토콘드리아에 도달하지 못한다. 그러므로 체지방으로 축적되기 쉬우며 과다 섭취하면 중성 지방이나 콜레스테롤 수치를 올려 고지혈증이나 고혈압뿐 아니라 암을 유발하기도 한다.

한편 중쇄 지방산은 분자가 작아서 재빨리 소장에 흡수된다. 흡수율은 장쇄 지방산의 4배, 대사 속도는 10배 가까이 빠르다. 그러므로 중쇄 지방산은 각 소화 기관에서 혈액을 모아 간으로 보내는 '문맥'으로 직행하여 간에서의 합성 작용에 곧바로 들어간다.

장쇄 지방산이 L 카르니틴의 도움을 받지 않으면 미토콘드리아에 운반되지 않지만, 중쇄 지방산은 L 카르니틴이 없어도 미토콘드리아로 흡수된다. 소화 기능에 부담을 주지 않고, 신속하게 에너지로 변환되며, 연소성이 높기 때문에 케톤체 생성을 강력하게 뒷받침해 준다.

'MCT 오일'로 케톤체 수치가 얼마나 오를까?

야자과의 식물인 코코넛오일이나 팜오일에는 약 60%의 중쇄 지
방산이 포함되어 있다. 최근 다이어트 붐에는 텔레비전의 영향도
일조하여 코코넛오일을 찾는 사람이 증가했다.

'MCT'란 중쇄 중성 지방(Medium-Chain Triglyceride)의 머릿글자를
딴 것이다.

MCT 오일을 섭취하면 금세 케톤체가 생성되고 3~4시간 후에는
그 농도가 최고점에 이른다. 나는 환자에게 하루 총 60~100g을 섭
취하라고 권한다. 그러나 한 번에 많은 양을 섭취하면 소화·흡수
를 잘하지 못해 설사와 구토를 유발할 수 있다. 따라서 적은 양을
3~5회에 나누어 섭취하는 것이 좋다. 그래야 길게 케톤체 농도를
유지할 수 있다.

이 MCT 오일의 힘을 빌림으로써 얼마나 케톤체 지수를 상승시
킬 수 있을까?

2015년 8월, 탄수화물 95%를 삭감한 면역 영양 케톤식(슈퍼 케토
제닉)을 실시하는 20대 후반의 환자와, 탄수화물 50% 삭감한 탄수
화물 제한식(세미 케토제닉)을 지속하는 나를 비교했다. 이를 통해 탄
수화물 제한에 따른 케톤체 상승 지수를 측정하기 위해서이다.

이 환자를 A 씨라고 하자. A 씨는 췌장암이 원발소인 다발성 간
암으로 면역 영양 케톤식을 시작한 지 반년이 지났다. 이 시점에서
그의 혈중 케톤체 지수는 약 3.5mM/l로, 아무리 탄수화물 제한을

철저하게 한다 해도 암 환자의 케톤체 지수는 3.0mM/l를 넘지 않을 것이라고 생각한 내 예상을 처음으로 뒤집었다.

케톤체 지수 0.2mM/l 이상이 통상 '암 예방', 1.0mM/l 이상이 '암 치료'라고 하면, 이 3.5mM/l이라는 케톤체 지수는 '최강 암 치료'의 범주에 들어갈 수 있다.

알부민 수치는 항상 4.5 전후, CRP 수치도 0.3 전후를 유지하고 있으며, CRP와 알부민을 이용한 암 악액질 평가에서는 정상 패턴에 속해 있었다.

칼로리를 줄이면 케톤체가 생성되기 쉽기 때문에 A 씨에게는 먼저 케톤체 수를 측정하기 전날 밤 탄수화물 제한식을 정량의 반 정도만 먹게 했다. 나도 측정하기 전날 밤의 식사는 가볍게 했다.

계측 당일은 둘 다 아침밥을 먹지 않았다. 그리고 진찰실에서 각자 33g의 MCT 오일을 먹었다.

약 30분 후 손가락에서 혈액을 소량 채취하여 간이 케톤체 측정기로 혈중 케톤체의 주성분인 베타하이드록시부티르산의 수치를 재어 보았더니 A 씨는 4.2mM/l, 나는 0.4mM/l이 나왔다.

A 씨도 나도 모두 허기진 상태였다. 체내에서는 비상용 에너지로서 케톤체가 생성되고 있었다. MCT 오일이 그것을 강력하게 밀어준 것이다. A 씨의 케톤체 지수는 놀랄 만한 수치였지만, 그래도 아직 내가 상정한 범주에 아슬아슬하게 들어가는 수준이었다.

약 40분 후 두 번째로 측정을 하자 A 씨는 4.6mM/l, 나는 0.7mM/l가 나왔다. 같은 간격을 둔 세 번째 측정에서는 내가 0.8mM/l인데 반해 A 씨는 무려 5.1mM/l까지 껑충 뛰어올랐다.

5.1mM/l라는 수치는 탄수화물 95%를 줄이지 않았다면 좀처럼 나올 수 없는 수치임이 분명하다. 소변에서 검출된 아세트아세트산을 합하면 아마 A 씨의 총 케톤체 수치는 6.0mM/l 전후로 뛰어올랐을 것이다.

그런데 이것이 끝은 아니었다. 정말 놀랄 일은 뒤에 있어났다.

놀라운 케톤체 지수

나흘째 측정에서 33g의 MCT 오일을 공복에 먹은 뒤 약 3시간이 지나자 A 씨의 베타하이드록시부티르산이 6.1mM/l까지 뛰어올랐다. 나는 세 번째 측정보다 약간 내려간 0.7mM/l였다.

중쇄 지방산을 섭취하면 3~4시간 뒤에 케톤체 지수의 상승이 최고점에 이른다. 내 경우는 세 번째 측정이 최고치였던 셈이다.

실제로 약 4시간 뒤인 다섯 번째 측정에서 내 수치는 0.6mM/l가 나왔다. 이후 예상대로 완만하게 케톤체 수치가 내려갔다. A 씨도 다섯 번째는 6.2mM/l으로 약간 상승했을 뿐이었다. 임상적으로 생각해도 이 정도가 정점이었다.

그런데 예상치 못한 일이 일어난 것이다. MCT 오일을 섭취한 지 약 5시간 뒤인 여섯 번째 측정에서 A 씨의 혈중 케톤체 수치가 7.6mM/l까지 상승했던 것이다. 간이 케톤체 측정기에서는 베타하이드록시부티르산의 수치를 8.0mM/l 이상 측정할 수 없다. 혹시나 하는 생각에 한 시간 뒤에 일곱 번째 측정을 했다. 그러자 측정기의 한계치를 넘어서 측정 불능 상태인 'HI'가 표시되었다.

놀라운 결과였다. 요(尿) 속의 아세트초산을 포함하면 이 시점에서 A 씨의 총 케톤체 지수는 9.0mM/l나 10mM/l 전후에 도달하지 않았을까?

한편 나는 필요한 에너지를 케톤체 회로에서 충분히 만들지 못해 포도당 생성에서도 A 씨를 따라잡지 못했다. 그래서 혈당치가 113mg/dL에서 84mg/dL로 저하한 반면 A 씨의 혈당치는 정상치인 70~80mg/dL를 유지했다.

나는 한번에 33g을 섭취한 MCT 오일을 전부 흡수하지 못해 네 번이나 화장실에 뛰어가 설사를 했지만, A 씨는 설사를 하거나 구토감을 느끼지 않았다. 이것은 A 씨의 장 흡수성이 뛰어나기 때문으로 볼 수 있다.

그렇다 해도 A 씨가 끌어낸 추정 9.0mM/l라는 경이로운 수치는 탄수화물 95% 감소의 면역 영양 케톤식만으로는 아무리 생각해도 불가능한 수치이다.

뒷날 다른 환자에게도 이 측정에 참가하게 하자, 혈중 케톤체 지수가 급상승하긴 했지만, A 씨의 수치에는 훨씬 미치지 못했다.

MCT 오일을 섭취한 뒤 3~4시간만에 총 케톤체 지수 상승이 정점을 찍는 것으로 알려져 있는데, A 씨의 케톤체 수치가 그 이후에도 계속 상승한 것은 그의 육체가 당 생성에 의한 에너지 생성에 의존하지 않고 케톤체를 주요 에너지로 삼고 있었기 때문이다.

이것은 MCT 오일이 체내에서 소비된 뒤 A 씨의 육체가 이번에는 자신의 피하 지방이나 내장 지방을 태움으로써 케톤체 엔진을 발동시켰음을 보여 준다.

그러면 A 씨는 암이라는 병마를 안고 있으면서도 어떻게 그렇게 높은 총 케톤체 지수를 끌어낼 수 있었을까? 그때 A 씨의 병세는 얼마나 개선되었을까?

케톤체 생성 능력

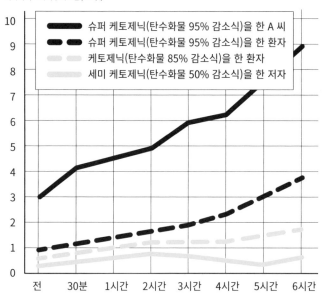

참고 문헌: 「암 면역 영양 요법」 정맥 경장 영양 Vol.28, No.2, 2013, p597~602.

케톤체 지수의 경이적 상승의 비밀과 병세가 호전되는 과정을 설명하기 전에, 그 결과를 낳은 중요한 첫 단계인 면역 영양 케톤식부터 다음 장에 자세히 살펴보자.

식욕은 인간의 3대 욕구 중 하나이다. 아무리 치료를 위해서라지만 음식에 스트레스를 받으면 치료 효과가 떨어진다. 이른바 면역 영양 케톤식은 기존의 케톤식에 면역 부활 영양소인 EPA와 단백질을 강화한 것이라고 할 수 있다. 동시에 풍부한 식자재와 대체 주식을 갖추어 먹는 즐거움을 줄이지 않았다는 점에서 기존의 케톤식과 크게 다르다.

Part 3

면역 영양 케톤식이란 무엇인가?

01.
암 치료와
식이요법

'의학의 아버지'라고 불리는 고대 그리스의 히포크라테스는 음식과 치료와의 상관관계에 관해 다음과 같은 격언을 남겼다.

"음식으로 못 고치는 병은 약으로도 못 고친다." "사람은 누구나 스스로 치료할 힘을 가지고 있으며 의사는 그것을 도울 뿐이다."

음식에 의한 자기 치유력을 높이는 것이 병을 쾌유하게 하는 원천임을 역설했던 것이다.

중국 의학도 예부터 음식과 치료를 동일하게 생각했다. '병을 예방하고 치료하기 위해 먹는 음식'이라는 의미의 '약선(藥膳)'이라는 말은 아직까지 남아 있다.

일본에서는 자연계의 생약과 식자재를 조합한 '의식동원(醫食同源, 의약과 음식은 근원이 같다는 뜻)'이라는 조어가 생기기도 했다. '병을 치유하는 것도, 식사를 하는 것도, 생명과 건강을 유지하기 위해서이며, 그 본질은 같다.'는 뜻이다.

이렇듯 동서고금을 막론하고 암 치료에 다양한 식이 요법이 제시
되었다.

선구적인 거슨 요법

식이 요법 발전에 선구적인 역할을 한 것이 독일의 막스 거슨 박
사가 제1차 세계 대전 중에 개발한 '거슨 요법'이다.

자연 음식을 섭취함으로써 혈액의 알칼리화를 촉진하고 면역 기
능을 높이는 목적을 가지고 있는 거슨 요법은 주로 다음과 같은 기
본 원칙이 있다.

① 지방을 제한하고, 동물성 유지를 금지한다. 다만 아마씨유로
   대표되는 오메가 3 지방산 섭취는 장려한다.

② 단백질을 제한하고, 육류, 유제품 등의 동물성 단백질을 배제
   한다. 단백질은 잡곡류나 근채류, 채소, 과일 등에서 섭취한다.

③ 정제된 백설탕을 삼가고 흑설탕이나 꿀로 간을 한다.

④ 염분을 제한한다.

⑤ 탄수화물은 현미, 배아미 등에서 섭취한다.

⑥ 당근, 사과, 레몬, 푸른 잎 채소 등 신선한 과일과 채소를 믹서
   기에 갈아서 하루 4~13회에 나누어 마신다.

⑦ 커피 관장으로 장을 세척한다.(해독, 정장)

거슨 박사가 제창한 식이 요법이 건강 증진에 도움이 되는 것은 말할 것도 없다. 당뇨병이나 간염, 신장병 등 많은 만성 질환이 개선되었다는 실례는 셀 수 없을 정도이며, 암에서 생환했다는 보고도 남아 있다.

거슨 요법은 현재 미국 국경에 가까운 멕시코 티후아나에 있는 거슨 클리닉에서 주로 이루어지고 있으며, 당뇨병 등의 만성 질환에 높은 효과를 올리고 있다.

또 일본에서는 호시노 요시히코 정신과 의사가 만든 '호시노식 거슨 요법'이 알려져 있다. 의사 자신이 '5년 생존율 0%'인 4기 S상 결장암을 거슨 요법으로 완치한 경력을 기반으로, 기존의 거슨 요법을 개량하여 일반인에게 응용한 것이 '호시노식 거슨 요법'이다.

거슨 요법의 원형에 관해 말하자면, 항암제가 아직 개발되지 않은 시대에 생긴, 암 치료에 대한 선택지가 적은 시대의 대체 요법이다. 제1차 세계 대전 후에 항암제가 등장하고 나서는 암 치료 자체도 점차 진보하여 림프절 전이 유무나 종양의 크기 등을 보고 암을 단계별로 분류하는 것도 명확해졌다.

그 가운데 악성도가 높은 암은 화학 요법으로 조기에 멈추게 하지 않으면 목숨이 위태로운 경우도 있다. 긴급 시에 하는 치료에 거슨 요법을 잘 매칭시킬 수 있는지가 여기서는 중요한 과제가 될 것이다.

예를 들면 4기 환자가 항암 치료를 받으면서 거슨 요법의 영향을 받아 단백질과 지방을 제한한 식사를 한다고 하자.

그러면 면역과 영양 상태의 지표인 알부민 수치가 확 떨어져 암 악액질이 가속화될 우려가 있다. 탄수화물을 함유한 대량의 주스를 마심으로써 암세포 증식을 허용해 버릴 위험성도 있다.

그러므로 원조 거슨 요법을 암 치료의 지지적 요법으로 쓰기에는 다소 불충분하다는 점은 부정할 수 없다.

거슨 요법의 문제점

거슨 요법의 기본 원칙을 다시 한번 살펴보자. 거슨 요법은 암 예방 및 재발 방지를 목적으로 했을 때는 효과적이다.

그러나 이미 암에 걸린 환자에게는 정상세포가 건강해지면 암세포 역시 건강해진다는, 정상세포와 암세포와의 '정면 대결'적 측면이 고착되어 있다.

먼저 문제가 되는 것이 백설탕 대신 흑설탕이나 꿀을 장려하는 점이다. 백설탕보다 영양가가 높다고는 하지만 흑설탕이나 꿀에도 암이 좋아하는 탄수화물이 듬뿍 함유되어 있는 것은 말할 것도 없다. 백설탕이 탄수화물 자체인데 비해 흑설탕에는 100g 중 약 90g, 꿀에는 100g 중 80g의 탄수화물이 함유되어 있다.

또 현미와 배아미는 백미에 비하면 확실히 식이 섬유가 많이 들어 있고 미네랄도 풍부하다. 식후 혈당치 지표인 글리세믹 지수(GI 지수)도 백미만큼 높지 않아 암세포의 증식을 촉진하지 않는다는 효과는 기대할 수 있다.

그러나 100g당 탄수화물은 백미도 현미도 별 차이가 없다.(백미 36.8g에 비해 현미 34.2g) 당질은 탄수화물에서 식이 섬유를 뺀 것이므로 식이 섬유가 많은 현미와 배아미에는 물론 백미 정도의 탄수화물이 포함되지는 않았다. 그래도 상당한 탄수화물이 들어 있는 것은 변함이 없기 때문에 이 현미와 배아미에도 암 치료에 관한 맹점이 숨겨져 있다.

과일·채소주스는 장을 세정하여 장내 세균 활성화를 촉진시키므로 면역 영양 케톤식에도 식사 형태의 일환으로 적용하고 있다.

다만 거슨 요법처럼 많은 양을 마시면 그 자체가 암 환자에게는 크나큰 스트레스가 될 수 있다. 바나나는 100g에 21.4g, 감은 14.3g, 포도는 15.2g의 탄수화물이 함유되어 있으며, 거슨 요법에서 쓰는 사과는 13.1g, 레몬은 7.6g의 탄수화물이 함유되어 있다.

채소에는 과일 정도의 탄수화물은 없지만, 같은 채소라도 근채류는 많은 탄수화물이 들어 있으므로 이 역시 주의해야 한다.

서양호박은 100g당 17.2g, 고구마는 35.6g, 연근 13.8g, 우엉 7.6g, 그리고 거슨 요법에서 중시하는 당근에도 5.8g의 탄수화물이 들어 있다.

거슨 요법에서는 기본적으로 과일과 채소를 착즙기에 갈아 하루 몇 번에 나누어 많은 양을 마신다. 그러나 착즙기를 사용하는 것도 생각해 볼 필요가 있다. 과일과 채소를 착즙기로 갈면 식이 섬유가 분리되어 효율적으로 체내에 흡수하지 못하는 폐해가 일어나기 때문이다.

식이 섬유에는 물에 녹는 성질을 가진 것(수용성)과 녹지 않는 성질을 가진 것(불용성)이 있다. 양쪽 다 모든 면역 세포의 80%를 점유한다고 하는 장내 면역 세포를 활성화하고, 소화·흡수와 대사를 관장하는 효소 작용을 높여 준다. 그러므로 뛰어난 해독 작용을 발휘한다.

그중에서도 수용성 식이 섬유는 포도당 흡수 속도를 완만하게 해 주며, 암 증발 인자인 식후 혈당치의 상승과 인슐린 분비를 최소한으로 억제한다.

그런 식이 섬유의 상당수를 그대로 버리는 셈이니 이렇게 아까운 일이 또 있을까?

이런 점을 고려하여 면역 영양 케톤식에서는 과일과 채소 주스를 만들 때 식이 섬유도 한꺼번에 추출하는 믹서기를 사용하여 스무디 형태로 하루 한 잔 한도로 마시도록 한다.

과일의 탄수화물량 순위

과일명	탄수화물량	과일명	탄수화물량
건포도	76.6	귤	11
곶감	57.3	이요캉(귤의 일종)	10.7
건자두	55.2	배	10.4
바나나	21.4	핫사쿠(귤의 일종)	10
파인애플 캔	19.8	메론(적육종)	9.9
서양배 캔	19.7	메론(백육종)	9.9
복숭아 캔	19.2	블루베리	9.6
체리 캔	16.6	수박	9.2
체리(미국산)	15.7	라임(과즙)	9.1
망고	15.6	오렌지	9
석류	15.5	자몽	9
리치	15.5	비파	9
수유 열매	15.2	복숭아	8.9
포도	15.2	하귤	8.8
귤(캔)	14.8	유자	8.4
감	14.3	자두	7.8
체리	14	레몬(껍질 포함)	7.6
사과	13.1	파파야	7.3
금귤	12.9	유자(껍질)	7.3
서양배	12.5	**딸기**	7.1
무화과	12.4	유자(과즙)	6.6
파인애플	11.9	라즈베리	5.5
키위	11	**아보카도**	0.9

※ 밑줄 친 글씨는 면역 영양 케톤식에서 권장하는 식자재 (100g당 탄수화물량)

출처: 「탄수화물 제한 다이어트 바이블」 (http://tst.japan-topics.com)

채소의 탄수화물량 순위

채소명	탄수화물량	채소명	탄수화물량
무말랭이	46.8	방울토마토	5.8
박고지	37.8	당근	5.8
고구마	35.5	적피망	5.6
토란	24.6	대파	5
백합근	22.7	실파	4.6
마늘	20.6	방울양배추	4.6
서양호박	17.2	생강	4.5
옥수수 캔(크림)	16.8	풋콩	4.3
옥수수	15.5	적양배추	3.9
감자	15.2	완두콩 꼬투리	3.9
옥수수 캔(홀)	14.5	토마토	3.7
연근	13.8	양배추	3.4
누에콩	12.9	순무	3.4
참마	12.9	야콘	3.3
고추	12	쪽파	2.9
껍질콩	11.3	강낭콩 꼬투리	2.9
토란	11	미국산 가지	2.9
호박	9.7	가지	2.9
우엉	7.6	국화꽃	2.8
콩 꼬투리	7.4	무	2.8
양파	7.2	피망	2.8
마늘종	6.9	머윗대	2.8
샬롯	6.4	흰 아스파라거스	2.6

데친 양배추	2.6		청경채	0.9
아스파라거스	2.5		쑥갓	0.8
오크라	2.4		머위	0.8
죽순	2.2		콩나물	0.8
동아	2.2		토란	0.7
풋고추	2.1		**소송채**	0.6
배추	1.9		미나리	0.6
래디시	1.9		삶은 고비	0.6
오이	1.9		**브로콜리**	0.6
콜리플라워	1.9		양하	0.5
삶은 무청	1.8		줄기 달린 생강	0.5
땅두릅	1.8		두릅	0.5
셀러리	1.7		**잎상추**	0.4
레터스	1.7		말리바 시금치	0.4
삶은 배추	1.5		**시금치**	0.4
돼지호박	1.5		장삭황마	0.4
부추	1.4		차조기	0.2
무순	1.4		말린 죽순	0.1
치커리	1.4		크레송	0
파슬리	1.4		차조기 열매	0
총각무청	1.3		순채	0
여주	1.3		유채꽃	0
양상추	1.2		바질	0
명일엽	1.1		**콩나물**	0
경수채	1.1		고사리	0
삼엽채	1			

※ 밑줄 친 글씨는 면역 영양 케톤식에서 권장하는 식자재 (100g당 탄수화물량)

출처: 「탄수화물 제한 다이어트 바이블」(http://tst.japan-topics.com)

염분을 제한해야 할까?

거슨 요법은 염분 제한을 제창한다. 물론 염분의 과다 섭취는 고혈압을 일으키고 위암이나 식도암에 걸릴 위험을 높인다. 면역 영양 케톤식 역시 저염 식단을 기본으로 한다.

하지만 항암 치료를 하고 있을 때는 꼭 그렇지 않다. 염분을 제한하는 것이 오히려 식욕을 떨어뜨리거나 때로는 저나트륨 혈증을 일으키기 때문이다.

저나트륨 혈증은 체내의 나트륨 양과 비교할 때 수분량이 과다하게 많아졌을 때 발생하기 쉽다. 두통, 착란, 혼수상태가 주요 증상이며, 최악의 경우 사망하기도 하므로 무턱대고 염분을 줄이라고 권하는 식이 요법이 위험할 수 있음을 명심하자.

특히 원격 전이가 일어난 4기 암 환자에게는 암을 억제하는 것이 최우선 사항이다. 먼저 항암 치료를 견뎌 낼 체력이 필요하며 그러려면 식욕을 떨어뜨리지 말아야 한다.

이 점을 고려하여 나는 항암 치료를 하는 환자에게 염분을 줄이라고 권하지 않는다. 면역 영양 케톤식에도 염분 섭취 과다는 좋지 않다고는 하지만 위암 등 일부 환자 이외에는 특별히 염분을 줄이라고 권하지는 않는다.

혈액 데이터를 참고로 혈중 나트륨이 높은 환자에게는 염분을 줄이라고 지도하고, 혈중 나트륨이 낮은 환자에게는 염분을 보충한다는 방침을 가지고 있다.

물론 탄수화물의 주식을 제한하는 면역 영양 케톤식에서는 원래 간이 약한 편이므로 염분이 줄어드는 경향이 있다.

암에 걸리면 고기를 먹지 말아야 할까?

거슨 요법과 면역 영양 케톤식의 또 하나의 차이점은 거슨 요법이 단백질과 지방을 제한하는 반면, 면역 영양 케톤식은 단백질과 지방을 강화한다는 것이다.

암에 걸리면 고기를 먹지 마라는 말은 예부터 마치 진리인 것처럼 여겨졌다. 과학적 근거가 확립되기 이전부터 전해 내려온 듯한데, 이 정보를 거슬러 올라가면 세 가지 사실이 드러난다.

하나는 오랜 역사가 있는 거슨 요법이 암 치료 식이 요법으로써 일시적으로 제한하는 식자재로 고기와 달걀, 유제품, 생선 등의 단백질을 꼽고 있다는 점이다. 특히 동물성 단백질은 질소를 많이 함유하고 있기 때문에 과다하게 섭취하면 간과 신장에 과도하게 부담을 주고, 암을 유발할 위험성이 있다고 여겼다.

두 번째는 제2차 세계 대전이 끝난 뒤 일본에서 증가한 대장암 발생률에 대한 국립암센터의 연구 보고서를 기초로 했다. 그 보고서에 소고기와 돼지고기를 많이 섭취하는 사람에게 대장암이 발생할 위험이 높다고 보고된 것이다. 따라서 암을 예방하는 차원에서 붉은 살코기 섭취를 주 500g 미만으로 섭취하도록 권장되었다. 이 연구 보고는 서구화한 육류 중심의 식생활에 경종을 울리는 역할을 했다. 면역 영양 케톤식 역시 붉은 살코기 섭취는 주 500g 미만으로 정해져 있다.

세 번째는 '맥거번 보고'와 '차이나 프로젝트'에 근거를 둔다.

맥거번 보고는 1970년대에 미국에서 대대적으로 일어난 음식과 건강에 관한 조사 보고서이다. 이 보고서에서 고기와 달걀, 유제품 등의 동물성 단백질을 과다 섭취한 것이 암과 심장병 등을 증가시키는 데 유의미한 관계가 있다는 결론을 내렸다. 누룩곰팡이의 일종이 생성하는 독소 및 아플라톡신에 의해 발암된 쥐 실험에서 단백질을 20% 섭취한 그룹과 단백질을 5% 섭취한 그룹으로 나누었는데, 전자가 더 빨리 암이 자랐다.

또 차이나 프로젝트는 중국와 미국이 공동으로 중국농촌부에 대해 실시한 음식과 건강 조사이다. 거기서 '동물성 단백질을 섭취하지 않는 것이 가장 안전하다.'라는 결론이 도출되어 식물성 단백질을 더 많이 섭취하는, 이른바 채식주의가 장려되기도 했다.

동물성 단백질의 과다 섭취가 암이나 심장병에 걸릴 위험을 높이는 것은 확실하다. 그러므로 암을 예방하거나 재발을 방지하려면 동물성 단백질을 제한해야 한다는 것은 분명한 사실이다.

암 예방과 암 치료

임상 영양학이라는 관점에서 볼 때 암 예방과 암 치료의 접근은 명확하게 구별해야 한다.

먼저 단백질을 살펴보자. 면역 영양 케톤식은 탄수화물을 극단적으로 제한하는 대신 건강한 사람보다 약 두 배 많은 단백질을 섭취하게 한다. 동물성 단백질을 섭취해도 식물성 단백질의 비율을 높이면 간과 신장 기능에 악영향을 주지 않는 것이 임상 연구에서 확실히 밝혀졌기 때문이다.

단백질을 구성하는 아미노산은 20여 종이다. 그중 9종류는 체내에서 합성되지 않는 '필수 아미노산'이므로 경구 섭취를 해야 한다.

식물성 단백질 중에는 일부 필수 아미노산이 부족한 것이 많이 있지만 동물성 단백질에는 필수 아미노산이 균형 있게 들어 있다.

아미노산의 균형은 '아미노산 스코어'라는 수치로 평가된다. 수치가 높을수록 양질의 단백질이며, 아미노산이 높은 동물성 식품은 뛰어난 단백질 자원이다.

동물성 단백질에 많이 함유된 류신, 이소류신, 발린 등의 필수 아미노산은 고콜레스테롤 혈증을 유발하거나 인슐린 분비를 촉진하여 췌장이나 간에 부담을 주기도 한다. 그런 의미에서 동물성 단백질을 과다 섭취하면 안 되겠지만 이미 암이 생긴 상태에서 동물성 단백질을 제한하는 것은 상책이 아니다.

동물성 단백질에는 암에 의해 억제된 면역 시스템을 활성화하거나 빈혈을 유발하는 저산소 상태를 개선하는 작용이 있다. 특히 항암 치료 중에는 암세포뿐 아니라 정상세포도 타격을 입는다. 정상세포와 면역 시스템을 회복시키기 위해서라도 항암제 투여를 하기 전후 며칠 동안은 소고기나 돼지고기의 등의 동물성 단백질을 적극적으로 섭취해야 한다.

또한 평소 식사를 할 때도 식물성 단백질에서 부족한 일부 필수 아미노산을 얻기 위해 콩제품 등의 식물성 단백질 섭취를 우선시하고 동물성 단백질 역시 정기적으로 섭취하도록 하자.

실제로 거슨 요법에서도 항암제 치료 후의 췌장암 환자에게는 거슨 요법 자체를 중단하게 하고 있으며, 그 이외의 환자에게도 항암 치료 후에는 제한적이고 느슨한 거슨 요법을 실시한다.

앞서 말했듯이 단백질의 합성체인 알부민 수치는 영양 상태와 면역 기능을 나타내는 중요한 지표이다. 즉 암 치료에서 단백질을 제한하면 면역력 저하를 일으키고 치료 자체를 무력화할 위험성이 수반된다.

그 점을 생각하면 2011년 10월, 췌장암이 간으로 전이되어 사망한 스티브 잡스를 생각하지 않을 수 없다. 그는 암이 발견된 뒤 서양 의학으로 치료하는 것을 거부하고 단백질 제한이나 채식주의라는 동양 의학적 접근법을 선택했다.

그 뒤 췌장암이 커져서 적출 수술을 받고 10년 가까이 생존했다. 잡스의 췌장암 진행이 완만한 신경 내분비 종양이었음을 생각하면 영양과 면역을 향상시키는 단백질 강화가 절대적으로 필요했을 것이다.

만약 잡스가 단백질을 제한하지 않고 면역 영양 케톤식을 실시했더라면 수술 후의 예후가 훨씬 더 개선되었을 가능성도 있을 텐데 하는 아쉬움이 남는다.

지방은 악당이 아니다

거슨 요법은 버터, 라드 등 동물성 포화 지방산이나 옥수수유, 소고기와 돼지고기에 함유된 오메가 6 지방산 등의 섭취를 제한하고 유일하게 아마씨유로 대표되는 오메가 3 지방산만 권장한다.

이미 설명했지만 아마씨유에 함유된 알파리놀렌산은 체내에서 10~15% 정도 EPA로 변환된다. 그래서 면역 영양 케톤식도 아마씨유의 섭취를 강력하게 권한다. 다만 이 오메가 3 지방산과 함께 중쇄 지방산을 적극적으로 섭취하는 점이 케톤식 요법과 거슨 요법의 다른 점이다.

거슨 요법이 지방 섭취를 극도로 제한하는 반면 면역 영양 케톤식은 총 섭취 에너지의 약 60%를 지방산으로 섭취할 것을 목표로 한다.

지방은 오랫동안 부당한 취급을 당했다. 고지방식이 암과 심혈관질환을 증대한다고 주장한 '맥거번 보고'가 발단이었다. 그 이래 반세기 가까이 지방은 '악당'으로 취급되어 왔다.

그런데 최근 연구에서 의외의 사실이 밝혀졌다. 먹는 기름을 삼가도 지방과 콜레스테롤 수치는 개선되지 않았던 것이다. 2015년 미국 정부 기관은 약 40년 만에 식사 섭취 기준을 개정했고 기름 섭취량의 상한 자체를 폐기했다.

이에 앞서 2006년 2월, 미국의사회에서는 '저지방과 풍부한 채소를 바탕으로 짠 식생활은 유방암, 대장암, 심혈관 질환의 위험을 낮추지 않으며, 총 콜레스테롤 수치 역시 변하지 않는다.'라는 보고를 제출하기도 했다.

이것은 약 5만 명의 폐경 여성을 대상으로 평균 8년에 걸쳐 추적한 대규모 임상 연구에서 도출한 결론이다. 5만 명을 두 그룹으로 나누고 한 그룹은 지방 열량 비율이 20%인 저지방식, 다른 한 그룹은 지방 무제한 식을 실시했더니 앞서 말한 예상 밖의 결과가 나온 것이다.

이로 인해 지방 악당설은 밑바닥부터 뒤집혔다. 요컨대 인간이 가진 영양과 건강에 관한 뿌리 깊은 오해가 최근에서야 겨우 진실의 한끝에 닿게 되었다.

02.
면역 영양
케톤식이란?

내가 실시하는 면역 영양 케톤식은 추가로 새로이 밝혀진 영양학을 종합적으로 조합하여 암 치료에 특화한 영양 요법이다. 또한 탄수화물 제한 다이어트의 문제점이나 케톤식의 번잡스러움을 해소한다는 목적도 가지고 있다.

이른바 면역 영양 케톤식은 기존의 케톤식에 면역 부활 영양소인 EPA와 단백질을 강화한 식단이라고 할 수 있다. 동시에 풍부한 식자재와 대체 주식을 갖추어 먹는 즐거움을 줄이지 않았다는 점에서 기존의 암 치료식과 크게 다르다.

식욕은 인간의 3대 욕구 중 하나이다. 아무리 치료를 위해서라지만 음식에 스트레스를 받으면 치료 효과가 떨어지기 마련이다.

내 환자 중에도 면역 영양 케톤식에 적응하지 못해 스트레스를 받았던 사람이 몇 명 있었다. 그들에게는 높은 케톤체 지수가 나타낮지만 병세가 호전하지 않았다는 공통점을 보였다. 스트레스 인자는 그만큼 신체 증상을 좌지우지한다. 따라서 면역 영양 케톤식은 암 치료에 특화하면서도 얼마나 음식을 즐길 수 있는지에도 초점을 맞춰야 한다.

면역 영양 케톤식의 세 가지 등급

면역 영양 케톤식은 세미 케토제닉 면역 영양 요법, 케토제닉 면역 영양 요법, 슈퍼 케토제닉 면역 영양 요법까지 3등급으로 분류한다. 하루 탄수화물 섭취량을 기준으로 세미 케토제닉은 80g 이하, 케토제닉은 40g 이하, 슈퍼 케토제닉은 20g 이하로 설정했다. 80g의 탄수화물을 면역 영양 케톤식의 상한으로 정한 이유는 이 정도로 탄수화물 제한을 해야 비로소 케톤체가 생성되기 때문이다.

식자재를 예로 생각하면 100g당 탄수화물이 10g 미만이면 저탄수화물 식품으로 분류하고, 10g 이상이면 고탄수화물 식품으로 분류하여 그 식품은 기본적으로 금지한다.(저탄수화물 식품도 과다 섭취하지 않도록 주의해야 한다.)

당질은 탄수화물에서 식이 섬유를 뺀 것이다. 탄수화물에도 식이 섬유가 많은 것과 적은 것이 있는데 식이 섬유가 적은 것은 그만큼 당질이 많기 때문에 충분히 주의해야 한다.

우리에게 탄수화물의 대표 격이라고 하면 백미나 국수, 빵 등을 들 수 있다. 역설적이게도 이 곡물에는 의외일 정도로 많은 탄수화물이 들어 있다.

밥 100g(반 공기)는 약 37g이나 되는 탄수화물을 함유한다. 이 탄수화물량은 메밀국수라면 약 150g, 옥수수라면 약 200g에 상당하므로 백미에 얼마나 많은 탄수화물이 있는지 알 수 있다. 참고로 감자 100g의 탄수화물은 약 15g로 백미는 감자의 2.5배나 되는 탄수화물을 함유하는 셈이다.

그러면 면역 영양 케톤식에서 탄수화물을 얼마나 제한하면 좋을까?

그 지침이 되는 것이 하루에 섭취하는 총 칼로리이다.

일상 활동의 형태나 성별, 연령 등에 따라 수치가 다소 다르긴 하지만 일반 성인이 하루에 필요한 에너지는 1800~2200kcal가 바람직하다. 그러나 면역 영양 케톤식에서는 '체중×35~40kcal'를 하루에 필요한 에너지로 계산한다.(임상 연구에서는 '체중×30kcal'으로 설정) 이것은 암의 영양분이 되는 당 생성을 가능한 한 억제하고 장수 유전자 스위치를 켜기 위한 것이다.

장수 유전자는 세포 복원 기능을 촉진해 주는 작용을 한다. 그 유전자를 켜기 위해서는 하루에 섭취하는 총 칼로리를 25% 이상 억제해야 한다. 최근의 연구에서는 케톤체 지수가 올라가도 장수 유전자가 눈을 뜬다는 것이 확인되었는데, 이러한 점을 종합적으로 판단하여 암 치료 시의 기준으로 '체중×35~40kcal'를 하루에 필요한 에너지로 정했다.

세미 케토제닉 면역 영양 요법

체중이 50kg인 환자를 예로 들어 보자. 여기서는 하루 에너지를 '체중×35kcal'로 계산한다.

이 경우 하루 에너지는 1750kcal(50×35)로, 일반적으로 최적이라고 생각하는 에너지보다 다소 적다.

그중 평소 식사로 한 끼에 80g, 하루 세끼에 총 240g의 탄수화물을 섭취했다고 하자. 탄수화물은 1g당 4kcal이므로 전체의 약 55%에 해당하는 960kcal를 탄수화물에서 얻는다는 말이 된다. 이것은 전체의 50~60%를 탄수화물에서 섭취하는 것이 적절하다는 일본 후생성의 지도와 일치한다. 그러나 이렇게 하면 암 치료는커녕 암 예방에도 별 도움이 되지 않는다. 비만이나 대사 증후군을 예방하는 것이 고작이다.

암 예방과 암 재발 방지에 적용하려면 이 탄수화물 섭취량을 3분의 1인 80g 이하(한 끼에 30g 이하)로 제한해야 한다. 이때부터 케톤체가 생성되기 시작하는데, 이것이 세미 케토제닉 면역 영양 요법이라고 불리는 단계이다.

세미 케토제닉의 기본 규칙을 살펴보면 하루에 섭취할 수 있는 최대 탄수화물량은 80g이다. 주식을 평소 식단의 3분의 1로 줄이고 되도록 채소와 과일을 통해 섭취하도록 한다. 이 경우 최대 40g까지 채소와 과일에서 섭취하도록 신경 쓰자.

다만 과일은 탄수화물이 적은 것을 선택하거나 중량을 고려해야 한다. 키위나 귤은 1개, 딸기는 6개, 바나나는 반 개 정도만 허용한다. 과일의 탄수화물을 어느 정도 억제해야 탄수화물은 많지만 영양가가 높은 근채류까지도 먹을 수 있기 때문이다.

한편 나머지 탄수화물 40g은 주식인 탄수화물에서 섭취한다.

이 경우 한 끼에 탄수화물 40g을 넘을 가능성도 있으므로 탄수화물량이 적은 메뉴를 주식으로 삼으면 좋다.

탄수화물량 제한에 여유가 있으면 요거트나 두유 같은 영양 식품도 섭취할 수 있다. 또 다른 식사 요법과 같이 아마씨유는 하루 2큰술, MCT 오일도 가능하면 총 80g을 섭취한다. 중화요리나 조림 요리도 슈퍼 케토제닉 조리법을 따른다.

하루 세끼의 큰 흐름은 다음과 같다.

- 조식 = 주식은 없다. 채소 250g 이상을 넣은 스무디를 중심으로 달걀 요리 등을 통해 단백질을 섭취하고 탄수화물을 35g 이내로 억제한다.
- 중식 = 주식을 반으로 줄이고 나머지는 평소대로 먹는다.
  (탄수화물 35g 이내)
- 석식 = 주식을 반으로 줄이고 나머지는 평소대로 먹는다.
  (탄수화물 15g 이내)

조식과 중식에 하루 탄수화물의 대부분을 섭취하는 것은 활동성이 높은 낮일수록 탄수화물이 에너지로 우선적으로 소비되기 때문이다. 그러나 세미 케토제닉을 실시할 때는 그렇게까지 예민하게 생각하지 않아도 된다. 석식에 탄수화물 35g을 섭취하고 싶은 경우에는 중식 때의 탄수화물량을 15g 이내로 억제하는 등 균형을 생각한 메뉴를 짜면 된다.

이미 몇 번씩 말했지만 세미 케토제닉은 암 예방과 암 재발을 방지하기 위한 식이 요법이지 암 치료에 적용되는 것은 아니다.

암 치료의 지지적 요법으로 이용하려면 이 식이 요법을 '케토제닉', 나아가 '슈퍼 케토제닉'으로 전환해야 한다.

케토제닉 면역 영양 요법

암 치료의 지지적 요법이 될 수 있는 것은 탄수화물을 85% 감소하는 '케토제닉 면역 영양 요법'부터이다.

앞서 나온 세미 케토제닉 면역 영양 요법에서는 탄수화물 섭취량을 한 끼에 30g 이하, 하루 80g 이하로 설정했는데 케토제닉 면역 영양 요법에서는 한 끼에 20g 이하, 하루에 40g이하로 더 낮춘다. 그러면 탄수화물에서 얻는 하루 칼로리는 160kcal 이하가 되어 전체(하루 1750kcal=체중 50kg의 경우)의 9.1%로 내려간다.

밥, 우동, 빵, 파스타 등 주식이 되는 탄수화물은 하루 세 끼 전부 금지(음식을 먹고 싶은 욕구를 경감하는 주식으로 대체하는 것에 관해서는 추후에 설명하겠다.)해야 한다. 케토제닉에서는 양질의 단백질과 지방을 메인으로 한 식사로 전환한다.

단백질을 풍부하게 함유한 음식에는 어패류와 고기, 콩, 달걀 등이 있다. 단백질이 풍부해도 탄수화물이 풍부한 음식은 기본적으로 섭취하면 안 된다.

앞서 말했듯이 등 푸른 생선에는 양질의 단백질 이외에도 암 염증을 억제하는 EPA가 많이 함유되어 있다. 단백질과 EPA의 강화를 동시에 하기 때문에 등 푸른 생선 등 어패류는 적극적으로 섭취해야 한다.

생선구이보다 생선회를 권하는 것은 음식을 가열하면 EPA와 비타민이 소실되기 때문이다. 다만 회를 먹지 못하는 사람은 가열해서 먹어도 된다. 또 고등어 캔이나 정어리 캔에는 의외로 많은 EPA가 들어 있으므로 식탁에 올려놓아도 된다.

고기는 포화 지방산이 적은 닭고기(껍질은 제외)나 소·돼지 안심 또는 등심을 선택해 지방이 있는 부분을 되도록 제거하고 먹는다.(소 안심은 100g 중 2g, 닭가슴살은 100g 중 0.2g이 포화 지방산) 소와 돼지의 붉은 살은 되도록 삼가고, 먹어도 주 500g 미만으로 제한한다.

닭고기는 가슴살을 추천한다. 특히 몇 만 킬로미터나 쉬지 않고 나는 철새의 가슴살에는 이미다졸 디펩티드라는 항피로 성분이 풍부하게 들어 있는데, 이것이야말로 경이로운 스테미너의 원천이다.

이미다졸 디펩티드는 소화·흡수를 하는 과정에서 두 가지 아미노산으로 분해된 뒤 혈액 속에서 소비되지 않고 전신의 골격근과 뇌에 퍼진다. 그래서 효소에 의해 다시 이미다졸 디펩티드로 합성되는 과정을 거치기 때문에 피로 회복에 신속한 효과를 발휘할 뿐

단백질이 많은 식품

수분이 40% 이상인 식품 베스트 32		
잔멸치(반건조)	**날개다랑어**	고래(붉은 살)
말린 정어리	**가다랑어(봄)**	대구알
연어알젓	정어리(구이)	생햄
연어알	훈제 연어	**오리**
소힘줄	생햄(장기 숙성)	꼬치고기
대구알	**가다랑어(가을)**	청새치
전갱이(구이)	꽁치(구이)	도미(구이)
대합 조림	전갱이(말린 것/구이)	잔멸치(약간 건조)
은어(구이)	소고기	**닭가슴살**
다랑어	**황다랑어**	장어(껍질째 구이)
캐비어	오징어(구이)	

수분이 40% 미만인 식품 베스트 8	
젤라틴	상어 지느러미
가다랑어포	정어리포
말린 오징어	마른 멸치
소고기 육포	건두부

※ 밑줄 친 글씨는 면역 영양 케톤식에서 권장하는 식자재

출처:「간단! 영양 and 칼로리 계산」(www.eiyoukeisan.com)

아니라 그 효과를 장시간 지속한다.

이외에도 시속 100km로 헤엄치는 청새치나 가다랑어의 꼬리지느러미에도 이미다졸 디펩티드가 풍부하게 함유되어 있다. 특히 청새치의 꼬리지느러미에는 2000mg/100g 이상이나 들어 있는데, 이는 닭가슴살의 2배, 건강 기능 보조 식품의 10배 이상의 함유량이다.

항암 치료를 받는 사람이 체력 회복을 촉진하기 위해서라도 적극적으로 섭취하면 좋은 식자재 중 하나이다.

한편 곡물로 사육된 소고기는 상온에서 굳는 오메가 6 지방산이 많으며 상온에서 액체가 되는 오메가 3 지방산이 적은 편이다. 그러므로 되도록 곡물로 키운 소고기는 피하고 뉴질랜드 등에서 목초로 사육된 수입 소고기를 먹을 것을 권한다.

곡물 사육 소고기의 오메가 6 지방산과 오메가 3 지방산의 비율은 약 3 : 1이다. 반면 목초 사육 소고기는 거의 1 : 1 비율이므로 양질의 단백질이 필요한 케토제닉 면역 영양 요법에 적합한 식자재이다.(일반적으로 곡물 사육소의 경우 오메가 6 지방산과 오메가 3 지방산의 비율이 20 : 1인 것으로 알려져 있다. 목초 사육소의 경우 4 : 1정도이다. 오메가 밸런스 사료를 통해 밸런스를 강화시킨다 해도 2 : 1 비율로 만들기는 매우 힘들다. 오메가 비율의 격차를 줄이는 방법은 오메가 6 지방산이나 트랜스 지방산이 많은 식물성 지방을 줄이는 것이다. 오메가 밸런스가 맞춰진 동물성 음식을 섭취하거나 오메가 3 지방산이 많은 들기름이나 아마씨를 섭취하는 방법이 도움이 될 수 있다. ― 감수자의 주)

하루 단백질 섭취량

단백질의 하루 섭취량을 알아보자. 케토제닉 요법은 앞장에서 소개한 '암 악액질'의 분류에 따라 하루 섭취량을 설정한다.

요점만 말하자면 암 악액질은 암세포의 염증 반응에 따른 발열이나 설사, 부종 등이 나타나는 증상이다. 이것은 염증 반응을 나타내는 CRP 수치와 영양 상태의 지침이 되는 알부민 수치에 따라 A~D 그룹으로 분류된다.

A그룹은 CRP 수치 0.5 이하, 알부민 수치 3.5 이상인 '정상 패턴', B그룹은 CRP 수치 0.5 이하, 알부민 수치 3.5 이하인 '통상 저영양 패턴', C그룹은 CRP 수치 0.5 이상, 알부민 수치 3.5 이상인 '암 악액질 후보', 그리고 D그룹은 CRP 수치 0.5 이상, 알부민 수치 3.5 이하인 '암 악액질 패턴'이다.

단백질의 하루 섭취량은 A~D 그룹에 따라 다르며, 기본적으로 A·B그룹은 '체중×1.2g' 이상, C·D그룹은 '체중×2g'이상으로 설정한다.

또한 항암 치료 전후 사흘간은 부작용에 저항하는 힘을 유지할 수 있도록 A·B그룹의 단백질도 '체중×2g' 이상으로 올린다.

여기서는 평소에 식사를 할 때의 단백질 섭취에 관해 살펴보겠다.

먼저 A·B그룹에 속하는 체중 50kg인 사람을 예로 들어 보자. 이 경우 '체중×1.2g'이므로, 하루 60g(50×1.2) 이상의 단백질을 섭취하도록 한다.

고기와 생선은 전체량의 약 20%, 콩과 달걀은 10%가 단백질이라고 기억하자. 즉 소고기나 등 푸른 생선 회 100g에 단백질 20g(100×0.2), 두부 150g에 단백질 15g(150×0.1), 삶은 달걀 2개 100g에 단백질 10g(100×0.1)이 들어 있다. 즉 소고기 100g을 먹는다고 하면 20g의 단백질을 섭취하는 셈이다.

그런데 육류만으로 하루에 필요한 단백질을 얻으려면 암이 좋아하는 포화 지방산을 지나치게 많이 섭취하게 된다. 그러므로 나머지 40g 이상의 단백질을 등 푸른 생선이나 대두류, 달걀에서 섭취해야 한다.

다음은 하루 세끼의 단백질 섭취 비율을 간단히 예로 나타낸 것이다.

• 조식 = 삶은 달걀 2개 100g, 낫토 1팩 25g으로 12.5g의 단백질

　　(125g×0.1)

• 중식 = 생선 100g, 두부 반 모 150g에 35g의 단백질

　　(100g×0.2+150g×0.1)

• 석식 = 고기 120g에 24g의 단백질

　　(120g×0.2)

이러면 하루 71.5g의 단백질을 섭취할 수 있으며 이로써 A·B그룹에 속하는 체중 50kg인 사람은 케토제닉 면역 영양식에 필요한 60g 이상의 단백질을 충분히 확보할 수 있게 된다.

또 단백질은 밀기울 빵으로도 섭취할 수 있다. 저탄수화물로 식이 섬유가 풍부한 밀기울 빵은 밀가루로 만든 빵의 두 배로 닭고기와 같은 정도의 단백질이 포함되어 있다.(밀기울 빵 100g에 약 18g의 단백질) 주식을 대체할 뿐 아니라 단백질을 확보할 수 있는 귀중한 식자재이다.

하루 지방 섭취량

이렇게 섭취한 60g 이상의 단백질은 에너지로 환산하면 240kcal 이상에 상당한다.(단백질 1g에 4kcal)

앞서 말했듯이 체중 50kg인 사람에게 필요한 하루 에너지는 1750kcal이다. 케토제닉 면역 영양 요법에서는 탄수화물을 160kcal 이하로 잡기 때문에 1350kcal(1750kcal-240kcal-160kcal)를 지방에서 섭취하게 된다.

지방은 1g에 9kcal의 에너지를 생성한다. 이 경우 150g(1350kcal÷9kcal)의 지방이 필요하다.

여기서 중요한 것이 지방과 비지방(탄수화물, 단백질)의 중량비를 표시한 '케톤비'이다. 앞서 말한 세미 케토제닉에서는 이 케톤비를 '1:1'로 설정하고 있지만 암 치료가 목적인 케토제닉 면역 영양 요법에서는 '1.4:1'로 설정한다. 이 비율을 지키는 한, 체중 감소는 평균 5% 정도에 그치고 더 이상은 감소하지 않는다는 사실이 임상 연구에서 밝혀졌다.

앞서 말한 체중이 50kg 사람을 예로 들어 보자면 탄수화물이 40g 이하이고 단백질이 60g이므로 섭취하는 비지방은 100g 이하이다.

반면 지방의 비율을 1.4로 하려면 140g(100g×1.4)의 지방을 섭취해야 한다. 이 지방 섭취량은 앞의 칼로리 계산에서 나온 지방 섭취량(150g)과 거의 일치한다. 이 경우에는 이런 방식으로 지방을 섭취하면 된다.

이때 체내에서 EPA를 합성하는 아마씨유를 하루 2회, 총 30g을 섭취하고, 케톤체를 생성하는 MCT 오일을 하루 3~5회에 나누어 총 80g을 섭취한다. 이러면 110g 정도의 지방을 섭취할 수 있다.

나머지 30g은 그 밖의 기름으로 보충하는데, 60g의 단백질을 확보하기 위해 500g에 가까운 단백질 재료를 섭취한다. 이미 30g 정도의 지방이 확보되어 있으므로 아마씨유와 MCT 오일을 합치면 140g 전후의 지방이 체내에 흡수된다. 이것으로 케톤비는 딱 '1.4 : 1'이 된다.

이처럼 케톤비를 이상적인 '1.4 : 1'이 되도록 하는 것이 케토제닉 면역 영양 요법의 규칙이다.

식이 섬유를 많이 함유한 식자재를 선택한다

지방(EPA 및 중쇄 지방산)과 단백질을 강화한 면역 영양 케톤식을 실시할 때 또 하나 중요한 점이 있다. 바로 식이 섬유를 많이 포함한 식자재를 선택하는 것이다.

앞서 언급했듯이 식이 섬유는 면역 세포의 80%를 점하는 장내 면역 세포를 활성화하고 해독에도 뛰어난 힘을 발휘한다.

다음 표는 식이 섬유를 많이 함유한 식자재를 수용성과 불용성으로 나누어 표기한 것이다. 면역 영양 케톤식은 이 식자재에서 하루 20g 이상의 식이 섬유를 섭취하는 것을 목표로 한다.

매일 먹으면 좋은 식이 섬유는 다음과 같다.

- 버섯류(느티만가닥버섯) 50g = 식이 섬유 1.5g
- 해조류 50g = 식이 섬유 1g
- 낫토 반 팩 = 석이 섬유 1.7g
- 브로콜리 50g을 포함한 채소 300g = 15g
- 아보카도 반 개 = 식이 섬유 2.5g

이것으로 하루 20g 이상의 식이 섬유를 확보할 수 있지만 매일 이렇게 먹으려고 하면 오히려 스트레스를 받을 수도 있다.

500ml 중 7.5g의 식이 섬유를 함유한 '루이보스티'가 시중에 판매되고 있으므로 그것으로 부족한 양을 보충하는 방법도 있다.

이렇게 케토제닉 면역 영양 요법을 실시하면 많은 환자의 알부민 수치가 개선된다는 것이 임상 연구와 치료 과정에서 확인되었다.

수용성 식이 섬유가 많은 식품

수분이 40% 이상인 식품 베스트 32		
샬롯	**오크라**	나메코(버섯)
마늘	생명일엽	데친 쑥갓
유자(껍질)	삶은 줄기콩	두릅
백합근	우메보시	군고구마
우엉	방울양배추	당근
낫토	락교 초절임	찐고구마
금귤	유채꽃	토마토 퓌레
콩된장	덩굴강낭콩	가지 겨자 절임
레몬	장삭황마	고추냉이 절임
대두콩으로 만든 낫토	팽이버섯 조림	갓나물 절임
아보카도	뱀밥	

수분이 40% 미만인 식품 베스트 8	
말린 박고지	무설탕 코코아
말차	고추
카레가루	콩조림
푸른 차조기잎(납작보리)	무말랭이

※ 밑줄 친 글자는 면역 영양 케톤식에서 권장하는 식자재

불용성 식이 섬유가 많은 식품

수분이 40% 이상인 식품 베스트 32		
삶은 줄기콩	돈부리(댑싸리 열매)	**송이버섯**
삶은 병아리콩	밤(일본산)	콩된장
콩비지	파슬리	**쌀된장**
삶은 팥	삶은 강낭콩	갓나물 절임
차조기 열매	보리된장	명일엽
밤(중국산)	쌀된장	풋콩
삶은 완두콩	줄기콩	**새송이버섯**
울타리콩	지게미	라즈베리
쑥	덩굴강낭콩	**갓낫토**
차조기	**낫토**	

수분이 40% 미만인 식품 베스트 8	
말린 해파리	말차가루
센차의 차잎	카레가루
고추	말린 박고지
말린 표고버섯	볶은 병아리콩

※ 밑줄 친 글자는 면역 영양 케톤식에서 권장하는 식자재

출처: www.eiyoukeisan.com

슈퍼 케토제닉 면역 영양 요법

혈액 데이터 등을 통해 알부민 수치가 개선된 것을 확인한 다음에는 탄수화물 95% 감소를 목표로 하는 '슈퍼 케토제닉 면역 영양 요법'으로 넘어간다. 이로써 단숨에 암세포의 식량 보급선을 끊을 수 있다.

임상 연구에서는 이상적인 체중(BMI)을 '22×신장(m)×신장(m)'으로 도출했다. 예를 들면 신장이 160cm인 사람은 56.32kg(22× 1.6×1.6)가 이상적인 체중이다. 그리고 BMI와 실제 체중을 비교하여 가벼운 체중에서 당 질량을 환산한다.

다만 이것은 일종의 기준일 뿐 치료에 직접 적용하는 것은 아니다. 체중에 따라 탄수화물 섭취량의 폭이 15~30g으로 제각각이어서 지도하기가 번거롭기 때문이다. 그러므로 슈퍼 케토제닉은 탄수화물 섭취량을 일률적으로 하루 20g 이하로 설정했다.

즉 체중이 50kg인 사람이 케토제닉 요법을 실시할 때는 하루 탄수화물 섭취를 40g 이하로 제한하면 된다. 그러나 슈퍼 케토제닉 요법을 실시할 때는 20g(한 끼 10g 이하)으로 억제해야 한다.

부족한 탄수화물을 보충하려면 당연히 단백질과 지방 섭취량을 늘려야 한다. 탄수화물과 단백질이 1g에 4kcal 에너지를 생성하는 것에 대해 지방은 1g에 9kcal 에너지를 생성하므로 총 섭취 칼로리도 다소 높아진다.

따라서 여기서는 하루 총 섭취 칼로리를 케토제닉보다 다소 넉

넉하게 설정한다. 체중 50kg인 사람의 케토제닉 설정 에너지는 '체중(50)×35kcal'의 1750kcal였지만, 슈퍼 케토제닉은 '체중(50)×38kcal'의 1900kcal로 재설정한다.

그에 따라 케토제닉에서 '1.4 : 1'으로 설정한 케톤비를 슈퍼 케토제닉에서는 '1.6 : 1'로 변경한다. 되풀이하지만 케톤비는 지방 대 비지방(탄수화물, 단백질)의 중량비이다.

먼저 탄수화물 20g 이하는 80kcal(20×4) 이하이므로 나머지는 1820kcal이다. 이것이 단백질과 지방이 차지하는 에너지이다.

슈퍼 케토제닉에서는 단백질 섭취량을 케토제닉의 '체중×1.2g'에서 '체중×1.6g'으로 끌어올린다. 그러므로 앞의 체중 50kg인 사람의 경우 80g(50×1.6g)이 하루에 필요한 단백질이라는 말이 된다.

80g의 단백질이 만들어 내는 에너지는 320kcal(80×4kcal)이다. 즉 '1900kcal(총 에너지)-80kcal(탄수화물 에너지)-320kcal(단백질 에너지)'이므로 총 1500kcal가 하루에 필요한 지방 에너지가 된다. 중량으로 환산하면 약 167g(1500kcal÷9kcal)의 지방을 섭취해야 한다.

슈퍼 케토제닉의 경우 지방은 MCT 오일 100g, 아마씨유 30g, 나머지 40g를 그 밖의 기름으로 섭취한다. 생선회나 고기, 대두 식품 등에서 기름은 저절로 확보할 수 있다.

이렇게 계산하면, 슈퍼 케토제닉의 케톤비는 앞서 말했듯 케토제닉보다 지방 비율이 약간 올라간 '1.6:1'정도가 된다.

MCT 오일을 섭취하는 방법

주의해야 할 점은 MCT 오일이나 아마씨유를 섭취하는 방법이다. 이것은 케토제닉에도 공통된 사항이다. 먼저 MCT 오일은 흡수가 느려 설사나 구토를 할 수 있기 때문에 한 번에 많은 양을 섭취하지 않아야 한다.

미국의 임상 연구에서는 적어도 하루 100g까지는 인체에 악영향을 미치지 않는다고 보고했다. 그래도 하루 100g 정도면 설사나 구토를 할 위험성이 있다.

면역 영양 케톤식 요법을 시작했을 당시 나는 환자가 40~60g의 MCT 오일을 하루 3~5번에 나누어 섭취하도록 했다.

사실 탄수화물을 제한한 상태에서 MCT 오일을 섭취하면 케톤체가 훨씬 효율적으로 생성된다. 그러므로 가능하면 MCT 오일 섭취량을 늘리고 싶었다. 장이 MCT 오일을 잘 흡수해 주기만 하면 40~60g보다 좀 더 양을 늘릴 수 있기 때문에 나는 어떻게 하면 MCT 오일을 더 많이 섭취할 수 있을지 생각했다. 그때 흡수성이 뛰어난 프로테인과 섞어서 마시는 방법을 떠올렸다. 그 방법으로는 두 가지가 있는데, 하나는 '케토제닉 셰이크'라고 이름 붙인 음료수로, MCT 오일 1큰술(15g), MCT 파우더 반 팩(6.5g), 프로테인 12g, 뜨거운 물 50~100cc를 셰이커에 넣고 돌리면 된다. 뜨거운 물을 넣는 것은 프로테인과 MCT 오일, 그리고 파우더를 녹이기 위해서이다. MCT 오일은 아마씨유와 달리 가열해도 산화하지 않는다.

또 하나는 내가 'MCT 오일 드링크'라고 이름 붙인 것이다. 무조정 두유(다른 첨가물이 전혀 없는 두유) 50~100cc에 MCT 오일 20g과 MCT 오일 20g을 넣어 셰이크로 만든다.

이 두 음료 중 하나를 하루 1~3회에 나누어 마시면 된다.

내가 몸소 시험해 보니 MCT 오일이 프로테인과 함께 효율적으로 장내에 흡수되어 설사나 구토를 하는 일이 확 줄었다. 특히 잠자리에 들기 전에 마시면 다음 날 아침 요 중 케톤체가 현저하게 상승한다. 이것은 수면 중에 케톤체 수치가 상승하기 때문이며, 심야에 활발하게 움직이는 암세포를 효율적으로 억제하고 있음을 시사한다. 게다가 프로테인이 들어감으로써 양질의 단백질을 섭취할 수 있어 그야말로 일석이조의 방법이라고 할 수 있다.

또한 MCT 오일 섭취와 함께 대두 레시틴을 섭취하는 방법도 있다. 레시틴은 신경 조직과 혈액 등을 구성하는 인지질이다. 이 성분은 대두 이외에도 달걀노른자나 장어, 간 등에 포함되어 있으며 물과 기름을 결합시키는 '유산화 작용'도 한다. 이 유산화 작용이 유성분을 코팅하여 장으로 잘 흡수되게 돕는다.

이런 방법을 이용하면 하루 80~100g의 MCT 오일을 섭취할 수 있다. 대부분의 사람은 별 문제 없이 MCT 오일을 섭취할 수 있지만 만에 하나라도 설사나 구토 증상이 나타나는 사람이 있다면 섭취량을 줄이자.

또 호르몬 주사를 투여하지 않은 뉴질랜드산 우유로 만든 'DNS 프로테인'을 환자에게 권하기도 한다.

아보카도와 커피

MCT 오일을 아보카도에 끼얹어 먹는 것도 무척 효과적이다. 비타민과 미네랄이 풍부한 아보카도는 탄수화물이 적은 거의 유일한 과일이며(100g에 탄수화물 0.9g), 다른 과일과 채소에 들어 있지 않은 '지방족 아세토게닌'이라는 지방 성분을 함유하고 있다.

인간의 세포막에는 세포 증식과 분화를 인식하는 'EGFR'이라는 수용체가 존재한다. EGFR에 유전자 돌연변이가 일어나면 악성 종양이 발생한다. 항암제는 이 수용체에 달라붙어 암 증식 스위치를 끄는데, 실은 아보카도에 함유된 아세토게닌도 똑같은 작용을 한다. 게다가 지방족 아세토게닌을 중쇄 지방산(MCT 오일)과 함께 섭취하면 암 증식을 더욱 억제할 수 있다는 결과가 최근 연구에서 나왔다.

천연 항암제라고도 할 수 있는 이 조합을 이용하지 않는 것은 참으로 안타까운 일이다. 나는 환자에게 MCT 오일을 15g 정도 떨어뜨린 아보카도 반 개를 아침 식탁에 '필수'로 올려놓으라고 권할 정도로 이 조합을 중요시한다.

그밖에도 설사나 구토가 없다면 블랙커피에 MCT 오일을 1큰술 넣어 마시거나 MCT 오일을 그대로 섭취하는 방법도 있다. 한 번에 많이 먹지 말고 조금씩 몇 번에 걸쳐 나누어 먹는 것이 핵심이다.

아마씨유를 섭취하는 방법

앞에서도 설명했듯이 아마씨유는 아주 쉽게 산화한다는 단점이 있다. 그러므로 가열하거나 따뜻한 음식에 넣어 먹는 것은 금물이다. 오랜 시간 빛을 받아도 산화하므로 사용한 뒤에는 상자에 넣어 냉장고에 보존하거나 차광병에 넣은 아마씨유를 사용하자.

아마씨유는 스무디에 넣거나 생두부에 간장과 함께 뿌려서 먹을 수도 있다. 물론 그대로 섭취해도 문제는 없지만 음식을 즐기며 손쉽게 섭취하려면 아마씨유를 이용한 수제 드레싱이나 수제 마요네즈를 만드는 것도 좋은 방법이다.

수제 아마씨유 드레싱을 만들려면 먼저 한 끼 분의 생채소에 아마씨유 2작은술, 흑초 1작은술, 저염 간장 1작은술을 섞는다.

또 수제 아마씨유 마요네즈를 만들려면 아마씨유 170g, 달걀 1개, 쌀 식초 1큰술, 소금 1작은술, 머스터드 1작은술을 블렌더에 넣고 2분 정도 갈면 된다.

03.
암 치료에 효과적인 성분

    슈퍼 케토제닉은 탄수화물을 하루 20g 이하로 엄격하게 제한한다. 당연히 케토제닉 요법보다 더 면밀하게 주의해야 하며, 암 치료에 유효한 식품을 섭취할 때에도 탄수화물 제한을 고려해야 한다. 이를 염두에 두었다는 전제하에 면역 영양 케톤식에 필요한 식자재와 성분을 소개하겠다.

    먼저 세미 케토제닉의 하루 세끼에서 간단하게 언급한 아침 스무디를 살펴보자면, 스무디의 재료인 채소와 과일 중에서 특히 과일에 상당한 양의 탄수화물이 포함되어 있다. 그러므로 케토제닉이나 슈퍼 케토제닉 요법을 실시하며 스무디를 마실 때는 채소는 그대로, 감미료 역할을 하는 바나나와 사과를 적어도 세미 케토제닉의 절반 이하로 줄여야 한다. 단맛이 부족하다면 탄수화물이 전혀 없는 자연 감미료인 나한과 추출물을 사용하자.

베이스로 사용하는 무조정 두유에도 미량이지만 탄수화물이 함유되어 있으므로(100ml에 2.0g의 탄수화물), 반 정도를 물로 대체하거나 전부 물로 대체해야 한다.(우유로 대체해서는 안 된다.)

그래도 탄수화물이 과다하게 섭취될 수 있다는 우려는 여전히 남아 있다. 그러므로 슈퍼 케토제닉을 실시하는 환자에게는 스무디가 아니라 식이 섬유가 풍부한 녹황색 채소를 중심으로 한 채소 샐러드를 아침 식탁에 놓도록 권하고 있다.

후코이단과 베타글루칸

그래도 채소 섭취가 부족할 때는 멀티미네랄비타민 영양제를 섭취하거나(탄수화물과 탄수화물 함유량이 적은 제품), 해조류나 버섯류 섭취를 늘려서 영양분을 보충하도록 한다.

해조에는 칼슘과 인, 아연, 요소 등의 미네랄, 비타민, 식이 섬유 등이 풍부하게 들어 있다. 그중에서도 다시마나 모즈쿠(주로 일본 오키나와에서 나는 해조류), 메카부(미역 뿌리를 말린 것) 등의 해조에 함유된 '후코이단'이라는 다당류 성분은 면역계에서 가장 원시적이고 강력하다는 'NK 세포(Natural Killer cell)'를 활성화시키고 암세포를 자멸시키는 '세포자멸사' 작용을 한다.

버섯류에는 암을 억제하는 베타글루칸이 들어 있다. 이것은 백혈구의 일종인 대식 세포와 림프구를 자극하여 면역력을 높인다.

이러한 암 억제 효과가 있는 식자재를 다양하게 조합하면 면역 영양 케톤식을 더욱 효과적인 치료식으로 만들 수 있다.

후코이단과 베타글루칸에 관해서는 나중에 다시 설명하겠다.

마늘의 효과

면역 영양 케톤식은 암세포의 식량 보급선을 효과적으로 차단하는 식자재 조합법을 중시한다.

앞에서 소개한 아보카도와 MCT 오일을 동시에 섭취하는 것도 그 예이며, 그밖에도 암 억제 효과를 높이는 다양한 식자재가 있다.

다음의 피라미드형 그림을 살펴보자. 이것은 1990년에 미국 국립암연구소(NCI)가 국가적 프로젝트로 발표한 암 예방 효과가 있는 40여 종의 식물성 식품 목록이다.

디자이너 푸드 프로그램이라고 불리는 식품 목록 최정상에 위치한 식품이 바로 동양인이 좋아하는 마늘이다.

마늘을 잘게 썰어 저온에서 가열하면 'DATS(diallyl trisulfide)'라는 휘발성 황 화합물이 생성된다. DATS에는 암세포 증식을 억제하고 세포자멸사를 유도하는 작용이 있다. 여러 역학 연구에 따르면, 위암, 결장암, 인두암, 유방암, 자궁암 발생을 저하한다고 하며, 연구에 따라 상세 수치가 약간씩 다르긴 하지만 상대적 위험성이 0.5~0.8 정도 떨어진다고 한다.

디자이너 푸드 프로그램

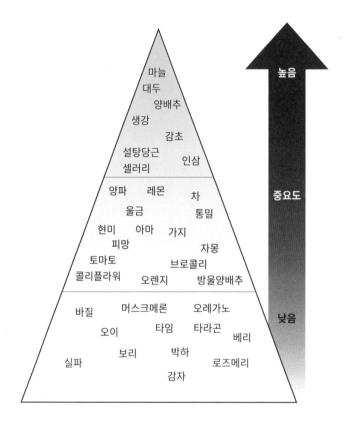

그런데 같은 마늘도 고온다습한 상태로 오래 묵혀 자가 발효한 '숙성 마늘'에서는 S-아릴시스테인이나 S-아릴머캅토시스테인 등의 황 화합물이 생성된다. 이 성분 역시 후코이단과 마찬가지로 NK 세포를 활성화한다고 밝혀졌다.

2006년 미국의 《영양학저널》에서는 결장전암 환자 51명을 무작

위로 추출해 열을 가한 마늘 엑기스와 플라시보(위약)를 투여했더니, 열을 가한 마늘 엑기스를 12개월간 투여한 그룹의 종양 크기와 수가 유의미하게 감소했다는 임상 보고를 발표했다.

이 점에서 열을 가한 마늘이 대장암 치료에 효과적이라고 추정되었다. 또한 그 후 간암이나 췌장암 환자의 NK 세포 활성을 높이는 효과가 있다는 것도 밝혀졌다.

다만 마늘에는 의외로 탄수화물이 많이 들어 있다. 생마늘에는 100g 중 약 20g, 열을 가한 마늘에는 약 30g 이상의 탄수화물이 함유되어 있다. 그렇기 때문에 매일 먹는다고 해도 하루에 1~3쪽(5g 이하) 정도가 적당하다.

양파의 효과

디자이너 푸드 프로그램에는 마늘 이외에도 암 치료에 유효한 음식이 많이 나온다. 양파는 강한 항산화 작용과 항염증 작용이 있는 채소로 잘 알려져 있는데, 특히 폴리페놀의 일종인 케르세틴(식물계에 널리 분포한 황색 색소)이라는 성분이 주된 활용을 한다.

케르세틴은 항산화·항염증 작용 외에 통풍을 일으키는 요산 생성을 방지하고 화분 등의 알레르기 증상을 완화한다. 또 고혈압과 고지혈증, 동맥 경화 등 허혈성 심질환을 예방하며 체지방 분해를 촉진한다.

전립샘암은 안드로겐이라는 남성 호르몬에 의해 악화된다. 전립샘 암세포에 양파 성분인 케르세틴을 주입하면 안드로겐의 움직임이 줄었다는 연구 보고도 있다.

즉 케르세틴은 암세포 증식을 억제하고 정상세포가 암세포로 변하는 것을 막는다. 또 체지방 분해를 촉진하여 케톤체 생산에도 큰 도움을 준다.

하지만 양파에도 100g 중 약 7g의 탄수화물이 들어 있다. 유효 성분인 케르세틴이 암 치료를 돕기는 하지만 역시 지나치게 섭취하지 않도록 주의하자.

다행이 케르세틴을 고배합한 탄수화물 0g의 '이에몬 특차(特茶)'가 산토리 기업에서 발매되고 있다. 양파를 대체할 보조 식자재로 특차를 마시는 것도 치료에 좋은 영향을 끼친다.

비타민 C와 건강 보조 식품을 섭취할 때 주의할 점

비타민 C의 대표격인 레몬은 세포를 상처 입히는 활성 산소를 억제하며 항종양 작용과 면역력 향상, 세포 재생, 해독 작용 등을 촉진시킨다. 그러므로 레몬도 암 치료에 필요한 식자재라 할 수 있다.

비타민 C를 많이 함유한 과일은 레몬 이외에도 참다래, 아세로라, 감, 핫사쿠 등이 있고, 채소 중에는 브로콜리, 적피망과 청피망, 여주, 콜리플라워 등이 있다. 또 감잎차에는 레몬의 10배에 달하는 비타민 C가 들어 있어 우려서 마시면 효과적이다.

과일과 채소에서 충분한 비타민 C를 섭취하려면 그만큼 탄수화물도 많이 흡수할 수밖에 없다. 그래서 나는 환자에게 탄수화물 함유량과 첨가물이 적은 하루 4g 정도의 비타민 C 영양제를 보충하라고 권한다. 그때 비타민 C의 건강 보조 식품은 식자재와 함께 섭취하는 것이 가장 바람직하다.

그렇게 하면 식자재에 체내의 화학 변화에 대한 특이적 단백질이 생성되고, 그것이 식자재와 동질의 성분이 응축된 건강 기능 식품 흡수를 촉진한다. 이것이 이른바 '효소 작용'이다.

반대로 말하면 아무리 값비싼 건강 보조 식품도 효소력이 없으면 쓸모없는 물건이 될 수도 있음을 시사한다. 즉 주역은 어디까지나 '식(食)'이며 건강 보조 식품은 '식'을 보조하는 '조연'의 자리에 있어야 한다.

예를 들어 해삼에는 '프론도사이드 A'라는 항암 작용을 하는 성분이 들어 있다. 유방암 세포의 95%, 췌장암 세포 및 간암 세포의 90%, 폐암 세포의 88%가 해삼의 프론도사이드 A에 의해 소멸되었다는 경이로운 실험 보고도 있다.

해삼 분말은 일본에서 건강식품으로 판매되고 있는데, 생해삼과 함께 복용하면 프론도사이드 A의 세포 흡수성을 촉진한다. 비타민 C 영양제나 해삼 분말뿐 아니라 그 외의 건강 보조 식품 역시 마찬가지라고 볼 수 있다.

항산화력을 높이는 비타민 E, 폴리페놀, 셀렌

비타민 C 외에 항산화 물질로 알려진 것으로 비타민 E와 폴리페놀이 있다.

비타민 E는 센차(일본의 대표적 녹차), 아몬드, 해바라기씨유, 고추 등에 많이 함유되어 있으며, 불포화 지방산의 산화를 방지한다. 폴리페놀은 식물의 껍질과 씨에 함유된 유산 화합물로, 쑥갓과 브로콜리, 레드 와인, 블루베리 등에서 섭취할 수 있다.

항산화력을 높이려면 이러한 항산화 물질을 섭취하는 것뿐 아니라 신체적으로 원래 가지고 있는 항산화 효소의 작용을 활성화하는 것도 중요하다.

산화 물질인 과산화수소는 글루타치온 페록시다제라는 효소에 의해 물과 산소로 분해된다. 이때 글루타치온 페록시다제의 활동을 도와주는 것이 미네랄에 함유된 '셀렌'이라는 미량 원소이다.

셀렌에는 글루타치온 페록시다제를 활성화함으로써 DNA 손상과 산화 장애를 억제하여 암세포를 세포자멸사로 유도하는 작용을 한다. 이 셀렌이 부족하면 암 및 관동맥 질환, 심근 경색, 동맥 경화가 일어날 위험이 높아진다.

실제로 농경지에서 셀렌 농도가 높은 지역일수록 암 발병률이 낮고 셀렌 농도가 낮은 지역에서는 암 발병률이 높다는 보고도 있다. 셀렌 농도가 낮은 핀란드에서는 농경지에 일부러 셀렌을 뿌리는 곳도 있다.

셀렌을 많이 함유한 음식에는 마늘, 가다랑어, 아귀 간, 명란젓, 참가자미, 돼지와 소의 간, 해바라기씨 등이 있으며, 파스타와 중화요리에 사용하는 강력분 등의 곡류에도 함유되어 있다. 다만 곡류는 탄수화물이 많이 함유되어 있으므로 섭취하지 않는 것이 좋다.

아연

셀렌 외에 항산화 효소 작용을 활성화하는 중요한 미네랄로 아연이 있다. 새로운 세포가 만들어지려면 유전자 정보를 복사하고 그것을 바탕으로 단백질을 합성하는 화학 반응이 일어나야 한다. 아연에는 세포가 태어나고 변하는 데 필요한 효소를 활성화하는 힘이 있으며, 단백질 합성을 위해 화학 반응을 촉진한다. 즉 아연은 셀렌 등에 의해 세포자멸사로 유도된 암세포를 정상세포로 재생시키는 작용을 한다. 아연이 부족하면 유전자 정보가 원활하게 전달되지 않아 단백질 합성이 저해된다. 그러므로 아연도 평소에 꾸준히 섭취하는 것이 바람직하다.

아연이 함유된 식품은 다음과 같다.

- 어패류– 굴, 가리비, 게, 미역, 다시마, 말린 오징어 등
- 육류– 돼지 간, 소고기, 닭고기 간 등
- 기타– 현미밥, 낫토, 달걀, 브로콜리 등

다만 아연과 셀렌은 길항적 관계이므로 아연 섭취량을 늘리면 셀렌 흡수율이 떨어진다. 그러므로 아연과 셀렌은 식품으로 균형 있게 섭취하고, 건강 보조 식품으로 보완할 경우에도 아연과 셀렌이 함께 들어 있는 것을 섭취하도록 하자.

비타민 D

비타민 D 건강 보조 식품이 세계 의학계에서 주목을 받고 있다. 비타민은 본래 체내에서 합성되지 않기 때문에 음식으로 섭취해야 하지만, 비타민 D는 유일하게 체내에서도 합성된다.

이 비타민 D는 체내에서 칼슘 대사를 조정하고 혈중 농도를 일정하게 유지해 준다. 최근에는 호르몬과 유사한 작용을 한다는 사실도 밝혀졌다.

그리스어로 '불러서 깨운다'는 의미가 있는 호르몬에는 환경이 변해도 생리 상태를 일정하게 유지하는 '항상성' 작용을 한다. 예를 들어 어떤 환경 변화에도 인간의 체온이 36~37도를 유지하는 것은 호르몬이 신경계와 연계하여 육체를 원래 상태로 되돌리려 하기 때문이다.

비타민 D는 이 호르몬과 비슷한 작용을 하는데, 정상세포 증식과 비정상세포의 세포자멸사, 그리고 면역 반응 등 많은 생체 기능을 정상화시키는 활동을 한다.

비타민 B와 C가 물에 녹는 '수용성'인데 비해 비타민 D는 기름에 녹으며 체내에 축적되는 '지용성'이다. 게다가 모든 세포핵에 들어갈 수 있기 때문에 암세포의 증식 억제와 세포자멸사를 훨씬 직접적으로 추진해 준다.

후생성은 성인의 경우 하루 220~400IU(5.5~100μg, 1μg은 100만분의 1g, 국제단위인 IU로 표기할 때는 1μg=40IU로 계산한다.)의 비타민 D를 섭취할 것을 권장했다. 면역 영양 케톤식은 남녀 모두 하루 5000IU 이상을 섭취하도록 한다.

원래 비타민 D는 아귀 간, 목이버섯, 말린 청어, 장어 등에 함유되어 있지만 음식만으로 하루 5000IU나 되는 비타민 D를 체내에서 만들어 내기란 꽤 어려운 일이다.

그래서 건강 보조 식품 섭취를 병용하고, 평소 햇볕을 쬐는 것이 중요하다. 햇볕은 체내에서 비타민 D를 합성하게 한다. 햇볕이 가장 강한 정오에 몇 분만 산책하면 하루에 필요한 비타민 D가 생성되어 체내에 축적된다.

여름이면 피부가 분홍색이 될 정도로만 햇볕을 쬐면 충분한 비타민 D를 생성할 수 있다. 다만 지나치게 피부를 태우면 오히려 비타민 D 생성율이 떨어지고 자외선에 의한 활성 산소가 발생하기 쉬우므로 장시간 일광욕을 하는 것은 금물이다.

일조 시간이 짧은 겨울에는 건강 보조 식품으로 비타민 D를 보충해도 되지만, 병원에서 처방받는 활성형 비타민 D는 간에 축적되지 않고 작용이 너무 강해서 부작용을 초래할 수도 있다. 하지만 시판

되는 비타민 D 건강 보조 식품은 대부분 일단 간에 먼저 축적되어 필요할 때마다 쓰이는 비활성형이므로 안심하고 복용해도 된다.

미국암연구협회는 1760명의 여성을 대상으로 실시한 연구에서, 비타민 D의 혈중 농도가 높은 사람은 유방암에 걸릴 위험이 50%나 감소하는 것으로 나타났다고 발표했다. 또 미국의 매사추세츠종합병원에서 조기 폐암 수술을 받은 456명을 대상으로 5년간 추적 조사를 했더니, 여름에 수술을 받고 충분한 비타민 D를 섭취한 환자들 중 암이 재발하지 않았던 비율은 56%, 겨울에 수술을 받고 비타민 D를 적게 섭취한 환자들 중 암이 재발하지 않았던 비율은 23% 였다고 발표했다.

또 캐나다의 한 연구에서 실외에서 지내는 시간이 많은 사람, 또는 젊었을 때부터 비타민 D를 많이 함유한 식사를 해 온 여성은 유방암 발병률이 25~45%나 낮다고 보고했다.

그런 점을 보면 비타민 D는 암 치료의 '특효약'으로 주목할 만하다. 이 비타민 D와 콤비가 되어 암의 세포자멸사 작용을 한층 높이는 것이 지용성 비타민 A이다.

비타민 A

비타민 A도 세포핵에 들어갈 수 있으며, 비타민 D와의 상승 효과에 의해 암세포 분열 과정에서의 세포자멸사를 촉진한다.

비타민 A는 닭고기나 돼지고기 간에 많이 함유되어 있고, 시금치, 당근, 호박 등 녹황색 채소(카로티노이드)에 함유된 베타카로틴으로부터도 합성된다. 이 베타카로틴은 필요한 만큼만 비타민 A를 체내에서 합성하므로 녹황색 채소를 과다 섭취한다고 해도 비타민 A가 과다하게 생성되는 일은 없다.

다만 베타카로틴에서 비타민 A를 합성하는 능력에는 개인차가 있다. 이 능력이 낮은 사람은 'BCMO'라는 효소가 결핍되었기 때문이다. 한 연구에서도 피험자의 27~45%가 베타카로틴에서 비타민 A로의 합성 능력이 낮다는 것이 보고되었으며, 의외로 많은 사람에게 BCMO가 없다는 사실이 밝혀졌다. 그러므로 비타민 A 부족을 해소하려면 녹황색 채소뿐 아니라 간이나 장어 등 동물성 식품을 섭취해야 한다.

지용성인 비타민 A는 잉여분이 간에 축적되므로 매일 섭취할 필요는 없다. 예를 들어 건강한 사람은 구운 닭고기 간 꼬치를 먹으면 거의 일주일분의 비타민 A를, 소나 돼지의 간과 부추 볶음 한 접시를 먹으면 약 2주일분의 비타민 A를 확보할 수 있다.

암 환자의 경우도 이런 동물성 비타민 A를 주 1회 정도 섭취하고 녹황색 채소를 꾸준히 먹으면 순조롭게 비타민 A를 보충할 수 있다.

그러나 건강 보조 식품을 복용하여 비타민 A를 섭취하는 방법은 권하지 않는다. 비타민 A의 파생 물질인 레티노인산은 세포 분열 주기를 정지하고, 세포자멸사 작용을 유도한다고 알려져 있어 백혈병의 항암제로 사용될 정도로 강력한 작용을 하기 때문이다. 즉 사용법을 조금만 그르쳐도 위험 물질이 될 수 있다.

1994년 핀란드에서 대규모 임상 실험이 실시되었다. 비타민 A의 전구체인 베타카로틴 건강 보조 식품을 섭취하여 폐암을 예방하고자 하는 것이 핵심이었다. 그러나 이 임상 실험에서 오히려 폐암이 배로 증가한 결과가 나왔고, 일명 '핀란드 쇼크'로 유명해졌다. 그러므로 베타카로틴을 복용할 때는 신중해야 한다.

비타민 A는 녹황색 채소와 간 등의 식자재에서 섭취하도록 하자.

브로콜리와 콜리플라워

면역 영양 케톤식에서는 암세포의 우두머리인 '암 줄기세포'를 얼마나 효율적으로 공략하는지도 중요하다.

겨자과에 속하는 브로콜리와 콜리플라워는 암 줄기세포 증식을 억제하는 작용을 한다. 이 채소에는 펜에틸 아이소사이오사이아네이트(PEITC)라는 천연화합물이 들어 있다. 최근 이 PEITC가 보통 암세포뿐 아니라 암 줄기세포 자체를 공격하고 사멸시키는 작용이 있음이 밝혀졌다.

그중에서도 브로콜리 씨를 인위적으로 발아시킨 브로콜리 새싹에는 강한 항산화 작용과 발암성 물질을 해독하는 '설포라판'이 보통 브로콜리의 7배 가까이 함유되어 있다.

하루 30g 정도 브로콜리 새싹을 섭취하면 설포라판이 유의미하게 힘을 발휘한다는 연구 보고가 있다. 더구나 효과가 나타나기 시작하면 사흘간 지속된다.

최근에는 고농도 설포라판을 함유한 브로콜리 새싹이 판매되고 있다. 그러므로 주 2회 정도 브로콜리 새싹을 채소 샐러드와 함께 먹는 습관을 가지는 것이 좋다.

수산화라디칼 대비책

브로콜리의 효과로 대표되는 항산화 작용과 디톡스(해독) 효과는 암 치료에 무척 중요한 비중을 차지한다.

인간의 육체는 에너지를 만들기 위해 산소를 집어넣는데 그 과정에서 산화력이 강한 활성 산소가 일부 생성된다.

이 활성 산소는 크게 초과산화이온, 수산화라디칼, 과산화수소, 일중항산소로 나뉜다. 그중 초과산화이온과 과산화수소는 백혈구가 세균을 제거할 때 활동하므로 착한 우두머리 활성 산소에 속한다.

악당 중의 악당은 수산화라디칼이다. 이 활성 산소는 심신에 과도한 스트레스를 받으면 발생하여 세포 유전자를 상처 입히고 암을 유발한다. 그 산화력은 초과산화이온의 100배에 달한다. 수산화라디칼은 항암제 투여로도 많이 발생하며, 부작용의 근원이 되고, 암의 증식, 전이라는 역효과를 부르기도 한다. 그러므로 암 치료를 할

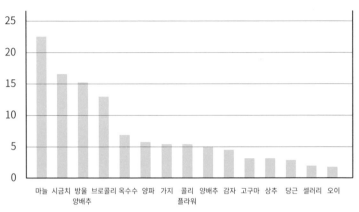

항산화 지수

마늘 / 시금치 / 방울양배추 / 브로콜리 / 옥수수 / 양파 / 가지 / 콜리플라워 / 양배추 / 감자 / 고구마 / 상추 / 당근 / 셀러리 / 오이

출처: 뉴토리주식회사 홈페이지

때는 수산화라디칼에 대한 대책도 세워 놓아야 한다.

다행히 수산화라디칼은 나중에 설명할 수산수 음료나 수산 흡입, 수산욕 등을 이용해 효과적으로 제거할 수 있다. 여기서는 수산화라디칼 등의 활성 산소를 효과적으로 제거하는 식자재를 'ORP' 검사와 함께 소개하겠다.

앞서 설명했듯이 ORP란 '산화 환원 전위'라는 의미로, 활성 산소가 존재하는 산화 상태에서는 수치가 올라가고, 산소가 제거된 환원 상태에서는 수치가 내려간다.

항산화 능력이 있는 식자재를 섭취하면 ORP 수치의 상승을 억제할 수 있다.

앞의 그래프는 채소의 항산화 능력(활성 산소의 제거력)을 산소기, 페록실라디칼(peroxyl radical, 과산화수소와 산소의 전구체) 및 동이온 같은 반응성이 강한 활성 산소에 대해 산출한 것이다.

이에 따르면 항산화 능력이 높은 채소로 마늘이 1위를 차지했고, 시금치, 방울양배추, 브로콜리가 뒤를 이었다.

또 토마토에 들어 있는 리코핀이라는 지용성 색소 성분은 자외선의 자극을 받으면 발생하는 일중항 산소를 제거하는 등 당근에 들어 있는 베타카로틴의 약 2배에 해당하는 항산화 작용을 한다.

이처럼 수산화라디칼과 일중항 산소 같은 반응성이 강한 활성 산소도 음식을 이용한 방법으로 제거할 수 있다.

버섯류, 해조류의 항산화 능력

항산화 능력에 의한 면역력을 더욱 높이려면 채소와 과일뿐 아니라 버섯류와 해조류도 함께 섭취해야 한다.

버섯류에는 베타글루칸이라는 다당류 성분이 함유되어 있다. 베타글루칸은 항산화 능력뿐 아니라 인터류킨12(IL12)이라는 단백질을 방출함으로써 백혈구의 탐식계 면역 세포인 대식 세포를 활성화하여 NK 세포와 킬러 T 세포 등의 면역계의 공격 부대를 강화한다.

다음은 버섯류 100g에 들어 있는 베타글루칸의 함유량을 비교한 것이다. 베타글루칸은 꽃송이버섯을 비롯한 대부분의 버섯에 들어 있다.

그다음 표는 식용 버섯류 섭취에 의한 위암 위험 저감을 그래프화한 것이다. 만가닥버섯이나 나메코, 팽이버섯을 주 1~3회 섭취하면 눈에 띄게 위험을 낮출 수 있다.

단 어떤 버섯이 항산화 능력과 면역력을 높이는지는 개인의 체질에 따라 효과가 다르다. 식용 버섯류에 관해서는 일단 매일 종류를 바꿔 가며 먹는 것이 좋다.

한편 후코이단은 다시마와 미역, 모즈쿠 등의 해조에 많이 들어있는 다당류이다. 해조의 종류에 따라서 다당류의 종류도 다르지만 모두 수용성 식이 섬유이며 항암 작용과 면역 기능을 향상시킨다.

그중에서도 주목받는 식자재가 홋카이도 하코다테 주변의 최대 어장으로 만든 '가고메 다시마'이다. 가고메 다시마의 주성분은 후코이단, 알긴산, 라미난과 같은 다당류인데, 후코이단이 다른 다시마의 2배 이상 함유되어 있다.

일본 식품 업체인 '다카라바이오'는 가고메 다시마에 함유된 후코이단 중의 하나인 'U 후코이단'에 주목했다. 인간의 골수성 백혈병 세포에 가고메 다시마에서 추출한 U 후코이단을 첨가하여 배양한 결과, 암세포를 자연사하게 유도하는 세포자멸사 작용이 강화된 것을 발견했다.

최근에는 흡수성을 높이는 건강식품인 '저분자 후코이단'을 암 치료에 응용되게 되었지만, 먹기 힘들어하는 사람도 있고, 가격이 비싸다는 단점도 있다. 그래서 나는 가고메의 뿌리다시마 물을 마

버섯류 100g당 베타글루칸 함유량

꽃송이버섯	43.0
표고버섯	27.5
잎새버섯	21.5
새송이버섯	17.2
느타리버섯	17.1
만가닥버섯	15.1
나메코	13.6

버섯 섭취에 의한 위암 위험 저감

오즈비(odds ratio)

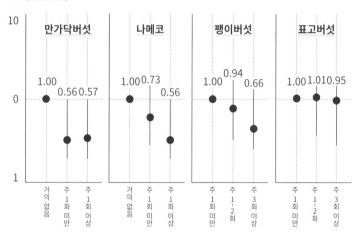

실 것을 권한다.

뿌리다시마 물을 만드는 법은 간단하다. 먼저 가고메의 뿌리다시마를 가볍게 씻어서 표면에 묻은 먼지를 제거한다. 그 후 가위로 되도록 작게 잘라 200ml 정도의 물이 들어간 컵에 넣고 랩으로 싼 다음 냉장고에 넣어 둔다.

여름에는 10~12시간, 겨울에는 12~24시간 정도 두면 후코이단의 점액 성분이 충분히 나온 뿌리다시마 물이 완성된다. 여기에 식초나 레몬즙을 1작은술 정도 넣어 마신다.

이때 따뜻한 물을 사용하면 점액 성분이 잘 나오지 않기 때문에 상온 이하의 물을 사용해야 한다. 미네랄워터를 사용할 경우 일본산 물이 다시마와 궁합이 좋다는 보고도 있다.

후코이단과 유산균

후코이단이나 베타글루칸은 단독으로도 항종양 효과가 있다. 그런데 아보카도와 MCT 오일(중쇄 지방산)과 함께 섭취하면 항암제와 흡사한 효과가 나타나듯이 이 두 다당류도 유산균과 함께 섭취하면 상승 효과가 일어난다는 것이 최근 연구에 의해 밝혀졌다.

유산균은 장내 세균을 활성화하여 배변을 원활하게 하는 정장 작용을 한다. 유산균(페칼리스균)에 후코이단을 첨가하여 37도에서 배양한 후 쥐의 췌장 세포에 주입했더니 후코이단 단독으로 적용했을 때보다 사흘 뒤에 측정한 NK 활성이 3배 가까이 뛰어올랐다는 연구 보고도 있다.

또 베타글루칸과 유산균을 병용하자 장관의 면역 세포를 강하게 활성화한다는 사실도 밝혀졌다. 이런 조합은 암 치료를 더욱 원활하게 해줄 뿐 아니라, 대장암의 재발과 예방에도 크게 공헌한다.

유산균에는 대장암이나 O-157(병원성 대장균의 일종으로 식중독의 원인균이다.)을 예방하는 락토바실러스 카세이 시로타, NK 활성을 촉진하는 1073R-1 유산균, 폴립 등의 대장 선종의 진행을 억제하는 시로타, 탐식 세포인 대식 세포를 활성화하는 프로텍트 유산균 등이 있다. 이러한 유산균을 강화한 식품은 음료용이나 정장제로서 폭넓게 판매된다. 단 다양한 종류를 함유한 미국의 유산균 식품과 달리 일본 제품은 특정 유산균만 함유하는 경향이 있다.

유산균에는 개인의 체질에 맞는 것이 존재한다. 그것이 무엇인지 알아내려면 다양한 유산균을 복용하면서 각 제품의 정장 작용이나 배설 작용을 관찰하여 자신의 체질에 적합하다고 판단한 것을 선택해야 한다.

또 유산균 식품에는 탄수화물이 많이 함유된 것도 있다. 후코이단이나 베타글루칸과 병용하여 섭취한다 해도 되도록 탄수화물 함유량이 적은 제품을 고르는 것이 무엇보다 중요하다.

조미료의 주의점

지금까지 면역 영양 케톤식에 필요한 식자재와 그 조합 방법을 설명했다. 여기서 간과하기 쉬운 것이 있다면 바로 조미료라는 존재이다.

조미료에는 탄수화물이나 염분을 많이 함유한 제품이 의외로 많다. 그러므로 면역 영양 케톤식에서는 조미료를 바꾸는 것도 염두에 둬야 한다.

바꿔야 할 것은 첫째도 설탕, 둘째도 설탕이다. 자당(흰설탕), 상백당, 그래뉼러당(싸라기설탕 중에서 입자가 가장 작은 설탕), 흑당, 삼온당(백설탕에 캐러멜 색소를 착색시켜 만든 설탕), 와산본(일본제 전통 고급 설탕) 등의 당류는 전부 좋지 않다. 과당이 첨가된 간장 등의 조미료도 기본적으로 금지해야 한다.

식품에 함유된 물엿, 유당, 자일리톨, 트레할로스(이당류), 덱스트린(다당류) 등은 문제가 없지만, 그래도 '소량에 한하여'라는 전제가 붙는다.

벌꿀도 기본적으로 좋지 않다. 그러나 순도가 높은 마누카허니에는 파일로리균이 있어 위암 예방에 효과가 있다. 이것 또한 '소량에 한하여'라는 단서가 붙는다.

그렇지만 단맛을 내는 성분은 식욕을 촉진하기 위한, 어떤 의미에서는 없어서는 안 되는 물질이다. 단맛을 음미할 수 없다면 스트레스가 쌓여 오히려 암 치료의 발목을 잡을 수도 있다.

여기서 등장하는 것이 탄수화물 제로, 또는 탄수화물을 낮춘 감미료이다. 그중에서도 오이과의 나한과에서 추출한 엑기스는 설탕만큼 단맛을 내면서도 체내에서 대사되지 않기 때문에 칼로리가 거의 없다. 그러므로 암세포가 영양으로 흡수하지 못해 혈당치를 상승시키지도 않는다.

사라야에서는 나한과 추출물로 만든 '나한과 S'라는 감미료를 판매하고 있다. 이 제품에는 포도당을 효모로 발효시켜 만든 에리스리톨(당 알코올 중 하나, 감미도가 설탕의 70~80% 정도이며 청량한 감미를 가지고 있다.)이라는 탄수화물이 첨가되어 있는데, 에리스리톨 또한 체내에서 흡수되지 않고 대부분 체외로 배출된다.

암 치료를 받는 사람은 에리스리톨이나 나한과 엑기스, 또는 두 가지를 함유한 '나한과 S' 같은 천연 감미료를 사용해야 한다. 전골 요리나 커피 등의 음료, 과자 제조에 이용하면 설탕만큼 맛있게 단맛을 즐길 수 있다.

또 올리고당도 설탕 대용으로 쓸 수 있다. 음식이 체내에서 당으로 변하여 혈당치가 상승하는 속도를 측정한 것을 GI 지수라고 하는데, 올리고당은 GI 지수가 낮고 포도당을 섭취했을 때의 상승률 100에 대해 20~30에 불과하다. 또 올리고당은 장내 환경을 정비해준다. 천연 올리고당을 사용한 '라피노스 100'이라는 제품이 있으니 참고하면 좋다. 면역 영양 케톤식은 이 제품의 사용량을 하루 최대 5g으로 설정하였다.

또 아스파르템이나 수크랄로스 같은 인공 감미료가 들어 있는 상품을 섭취하면 장내 미생물 무리(장내 세균총)가 원활하게 활동하지 못하므로 기본적으로 좋지 않다.

수제 미림, 수제 드레싱

탄수화물이 많은 조미료는 시판 미림(맛술)도 해당된다. 미림 1큰술에는 약 7.8g이나 되는 탄수화물이 함유되어 있으므로 사용하면 안 되지만, 수제 미림을 만들면 탄수화물 문제를 해결할 수 있다. 수제 미림을 만드는 법은 간단하다. 탄수화물이 함유되어 있지 않은 청주 1큰술에 에리스리톨(나한과 S) 1작은술을 넣으면 탄수화물 제로 미림이 완성된다.

샐러드에 끼얹는 드레싱도 식탁에 빼놓을 수 없는 조미료 중 하나이다. 그러나 시판 드레싱에도 탄수화물이 함유되어 있으므로 이것도 손수 만든 것만 사용해야 한다.

드레싱은 식초나 기름, 소금, 향신료 등을 베이스로 한다. 그중 식초에는 당 흡수를 완화하는 작용이 있다. 여기서는 사과 식초나 곡물 식초, 와인 비네거 등 탄수화물이 적은 제품을 사용한다.

나는 아마씨유를 사용한 드레싱을 권장한다. 앞에서 설명했듯이 아마씨유는 암세포의 염증, 증식을 억제하는 EPA를 체내에서 합성해 준다. 당연히 아마씨유는 면역 영양 케톤식에 자주 등장하는 재료이다. 앞서 소개한 '수제 아마씨유 드레싱'을 적극적으로 섭취하면 좋다.

다양한 샐러드드레싱 중에서 가장 탄수화물이 많은 것은 중화 드레싱(0.9g)이다. 와후논오일 드레싱(간장을 이용한 일본식 드레싱, 0.8g), 사우전드아일랜드 드레싱(0.5g), 이탈리안 드레싱(0.4g), 프렌치 드레싱(0.3g) 순으로 탄수화물이 적다.

탄수화물을 낮춘 소스

면역 영양 케톤식은 탄수화물을 낮추지 않은 토마토케첩과 소스류를 원칙적으로 금지한다. 일반 케첩에는 100g에 25g 이상의 탄수화물이, 소스류에는 30% 이상이 탄수화물이 있다. 1큰술로 환산하면 케첩은 약 4g 이상의 탄수화물이 들어 있다. 특히 돈가스나 오무라이스에 소스를 사용하면 무시할 수 없는 양의 탄수화물을 몸속에 집어넣게 된다.

면역 영양 케톤식을 할 때는 인터넷이나 일부 오프라인 매장에서 판매되는 저탄수화물 소스나 케첩을 사용해야 한다. 그러면 탄수화물을 3분의 1에서 4분의 1 정도 낮출 수 있다.

고기를 구울 때 사용하는 양념도 무시할 수 없다. 이 양념에도 중량비 25~50%의 탄수화물이 함유되어 있고 특히 치킨 양념에는 설탕이 듬뿍 들어 있다.

구운 고기는 소금으로도 맛있게 먹을 수 있다. 양념을 피하고 소금(저염)으로 먹는 습관을 들여야 한다.

된장의 효능

된장은 위궤양·뇌졸중·골다공증 예방, 정장 작용, 뇌세포 신진 대사 촉진, 피로 회복·노화 방지·방사선 방어·항종양 효과 등 다양한 이점을 우리에게 준다.

특히 대두에 들어 있는 대두 이소플라본에 암세포 증식을 억제하고 세포자멸사를 유도하는 작용이 있다는 것이 알려졌다. 특히 폐암, 유방암, 위암, 대장암, 간암 등에 효과적이다. 하지만 된장국(미소 된장) 1큰술에는 약 3g의 탄수화물이 들어 있으므로 주의해야 한다.

된장은 오랜 시간 숙성된 재래식 된장이 좋다. 재래식 된장은 탄수화물 함유량이 다른 된장에 비해 적고, 된장국 한 그릇에 탄수화물이 2g 정도밖에 들어 있지 않다. 다만 너무 짜지 않게 만드는 것이 좋다.

염분은 신체에 필요한 성분이지만 과다 섭취하면 뇌졸중이나 심근경색, 암에 걸릴 수도 있다. 특히 위암에 걸릴 위험은 염분 섭취량과 밀접한 관련이 있으며, 염분을 많이 섭취하는 사람은 염분을 적게 섭취하는 사람보다 2배 이상 위암에 걸릴 위험이 있다.

후생성이 권장하는 하루 염분 섭취량은 성인 남성이 8g 미만, 성인 여성이 7g 미만이다. 일본인의 약 70% 이상이 권장량 이상의 염분을 섭취한다고 하는데, 암 치료를 하려면 염분을 하루 5g 이하로 섭취하는 것이 바람직하다.

그러나 염분은 식욕을 증진한다. 또한 해수염은 미네랄이 풍부하게 들어 있다. 항암 치료를 받아 체력이 떨어진 환자에게는 굳이 염분을 줄이라고 하지 않는다. 그런데다가 주식을 제한하는 면역 영양 케톤식을 하다 보면 자연히 저염 식단을 실천하게 되므로 면역 영양 케톤식을 지속하는 한 염분량에 관해서는 그리 신경 쓰지 않아도 된다.

염분은 시판 간장에도 많이 들어 있다. 진간장 1큰술에는 약 2.5g, 양조간장 1큰술에는 약 3g의 염분이 들어 있으므로 저염 간장으로 바꿔야 한다. 저염 간장은 일반 매장에서 쉽게 구입할 수 있다.

평소 염분 섭취량을 알고 싶을 때는 소변 검사로 쉽게 확인할 수 있는 헬스케어시스템즈의 '시오체크(소금체크)' 검사 키트를 이용하자. 우편물로 받을 수 있고, 소변 검사로 쉽게 확인할 수 있다. 약간 비싸기는 하지만 소변으로 바로 확인할 수 있는 염분 간이 측정기도 판매되고 있다.

그 외 조미료

그 외 조미료에는 마요네즈, 녹말가루, 밀가루, 생크림, 고춧가루, 두반장, 다시다 등이 있다. 이것도 사용해도 되는 조미료와 그렇지 않은 조미료로 구분한다.

마요네즈는 기본적으로 탄수화물이 적으므로 그다지 신경 쓰지 않아도 된다. 최근에는 탄수화물이나 칼로리를 대폭 낮춘 마요네즈도 출시되었지만, 면역 영양 케톤식에서는 칼로리가 높은 보통 마요네즈를 사용한다. 하지만 녹말가루나 밀가루, 튀김가루 같은 탄수화물은 먹지 말아야 한다.

녹말가루 대용으로는 증점제인 구아검이 가장 좋다. 이 구아검에는 탄수화물이 없다.

밀가루 대용으로는 콩비지 가루나 콩가루가 있다. 탄수화물은 밀가루의 20분의 1 정도이므로 마음 놓고 사용할 수 있다.

우유는 유방암에 걸릴 위험을 높이는 데다가 100g당 4.8g이나 되는 탄수화물이 들어 있으므로 기본적으로 우유를 음료로 섭취하지 않도록 한다. 조리 시 꼭 필요하다면 레시피의 반으로 줄여서 넣는 방법을 이용하자.

일반적인 생크림은 암세포가 좋아하는 포화 지방산이 많이 들어 있다. 더구나 100g 중 18g이 탄수화물이다. 그중에는 탄수화물을 대폭 줄인 생크림도 있지만 그 역시 포화 지방산이므로 기본적으로 먹지 말아야 한다.

04.
암 치료에 효과적인 음식

우리가 매일 먹는 모든 음식이 우리를 건강하게 만들어 주지는 않는다. 동식물도 인간을 건강하게 해 주는 목적으로 존재하는 것이 아니라 지구상에서 자신의 생명을 지키기 위해 먹이사슬이라는 상호 의존 고리 속에서 살고 있다.

예를 들어 바나나는 과일 중에 가장 항산화력이 강하고 백혈구를 활성화하는 작용도 있지만, 탄수화물이 많이 들어 있어 암 치료에 족쇄가 되는 과일이다. 이처럼 지구상에 존재하는 음식에는 우리의 건강을 완벽하게 지키는 것은 거의 존재하지 않는다.

암 치료에 특화한 면역 영양 케톤식은 탄수화물 제한뿐 아니라 단백질과 EPA 강화를 기본으로 포도당 의존형에서 케톤체 의존형으로 신체를 바꾸려는 목표가 있다. 그러나 우리가 일상적으로 먹는 음식 중에는 앞서 말한 동물성 지방이나 우유처럼 암 유발을 촉진하거나 암 증식 스위치를 켜는 것도 적지 않다. 그러므로 면역 영양 케톤식은 식탁에 오르는 반찬에도 나름의 제한을 설정해야 한다.

지구상에는 셀 수 없을 정도로 많은 식자재가 존재한다. 그것들을 조합하면 방대한 메뉴가 나온다. 그러니 제한하는 음식이 있다고 해서 좌절하기는 이르다.

반찬과 과일

다음 표는 고기와 생선, 달걀 등을 사용한 '암 환자가 먹어도 좋은 반찬' 중의 일부이다. 조미료 등의 탄수화물량을 고려한 것들로, 생각보다 많은 반찬을 즐길 수 있음을 알 수 있다. 그 아래는 반대로 '암 환자가 되도록 피해야 할 반찬'을 나열했다. 소스를 사용한 고기구이나 미트볼, 생선조림이나 전골 요리 등 탄수화물이 많은 반찬이 주를 이룬다.(탄수화물을 줄였다면 꼭 그렇지는 않다.)

암 환자가 먹어도 좋은 고기와 생선, 달걀을 이용한 반찬

스테이크	토마토 조림	된장으로 구운 생선	온천 달걀
소테	미트로프	무니엘	찐 두부
오븐구이	고기와 채소볶음	데리야키 장어구이	일본식 냉두부
고기구이 (소금 양념)	간과 부추볶음	어패류 술찜	데친 두부

생강구이	여주볶음	오믈렛	수란
닭튀김	닭백숙	계란말이	두부 스테이크
호일에 싸서 구운 고기	샤브샤브	달걀찜	마파두부
닭고기구이 (소금 양념)	회	게와 채소 달걀 부침	두부튀김
스아게 (반죽을 입히지 않은 튀김)	마리네	다마고토지 (국 건더기 등에 달걀을 풀어 얹어 엉기게 한 요리)	소 힘줄(어묵)
미림과 간장 소스 생선구이	생선구이	삶은 달걀	문어(어묵)

암 환자가 되도록 피해야 할 고기와 생선, 달걀을 이용한 반찬

닭꼬치(양념)	돈가스	슈마이	스키야키
고기구이(양념)	튀김	굴소스볶음	난반즈케(식초·술·소금을 섞은 국물에 생선·채소 등을 절인 음식)
돼지고기찜	프라이	양배추 돼지고기 볶음	가마보코 (어묵의 일종)
햄버그스테이크	카레	탕수육	어묵튀김
미트볼	비프스튜	생선조림	지쿠와 (원통형 어묵)
닭고기 완자	비프스트로가노프	내장된장조림	두부튀김
고기로 채운 피망	크림스튜	소고기 감자조림	소고기 두부조림
고기 튀김	그라탕	시판 된장국	두꺼운 계란말이
고로케	만두	토란국	―

암 환자가 먹어도 좋은 채소 반찬

풋콩	아보카도 샐러드	국물 요리
낫토	마리네	채소볶음(근채류 제외)
푸른채소나물	석쇠구이	나물
식초 절임	바냐카우다(바냐카우다 올리브 오일에 안초비, 마늘을 넣어 뭉근하게 끓여서 만든 소스에 빵이나 고기 등을 찍어 먹는 요리)	구운 가지
초무침	구운 채소	모로큐(오이에 일본식 된장을 곁들인 음식)
초간장 조림	피클	채소·버섯 구이
참기름 무침	카포나타	버섯·마늘 구이
오로시아에(생선, 오징어, 조개류, 두부 등을 강판에 간 무즙을 넣고 식초로 무친 음식)	스틱 채소	곤약 조림
따뜻한 채소(근채류 제외)	채소	스프와 된장국 (근채류 제외)
샐러드(드레싱은 달지 않은 것)	실곤약 간장 조림	—

암 환자가 되도록 피해야 할 채소 반찬

고모쿠마메(당근, 곤약, 표고버섯 등을 간장 양념에 조린 콩 요리)	콘버터
콩 조림·콩 스프	삶은 누에콩
단호박찜	삶은 감자

포타쥬 스프(옥수수, 단호박, 감자)	감자튀김
근채류 조림(단호박·감자·연근·우엉 등)	
조림(단맛)	감자 샐러드
연근·우엉채 조림	단호박 샐러드
당근조림	찐감자
단초무침	토로로 지루(참마를 갈아서 만든 장국)
무조림	참마채

'암 환자가 먹어도 좋은 채소 반찬'을 살펴보면 생각보다 많은 반찬을 식탁에 올릴 수 있다는 것을 알 수 있다. 다만 근채류는 기본적으로 피하자. '암 환자가 되도록 피해야 할 채소 반찬'을 보면 근채류 등 탄수화물이 많이 함유된 채소 반찬이 등장한다.

'암 환자가 먹어도 좋은 과일'에도 '100g 중 탄수화물이 10g 이내의 것'이라는 단서가 붙는다.(바나나와 감 등 탄수화물이 많은 과일이어도 탄수화물 10g까지는 문제가 없다.) 물론 아보카도를 제외한 과일의 대부분에 탄수화물이 함유되어 있다.

과일에는 항산화 작용이 있는 비타민, 식염 배출을 촉진하는 칼륨, 활성 산소를 제거하는 폴리페놀, 피로 회복에 도움이 되는 유기산 등이 함유되어 있다. 과다 섭취만 주의하면 과일도 암 치료를 하는 데 도움이 된다는 것을 기억해 두자.

암 환자가 먹어도 좋은 과일

과일명	탄수화물량	과일명	탄수화물량
아보카도	0.9	비파	9
딸기	7.1	코코넛 (워터·밀크)	9
자몽	9	유자(과즙)	6.6
멜론	9.9	레몬(전과)	7.6
복숭아	8.9	유자(과즙)	8.4
오렌지	9	영귤(과즙)	6
블루베리	9.6	라임(과즙)	9.1
수박	9.2		

※ 밑줄 친 글씨는 면역 영양 케톤식에서 권장하는 식자재(100g당 탄수화물량)
※ 100g 중 탄수화물량이 10g 이내인 것을 먹도록 한다.

간식과 음료

암 환자에게는 간식이나 음료에 관해서도 당연히 제한이 따른다.

쌀이나 밀 등의 곡물로 만든 전병은 말할 것도 없고, 설탕을 듬뿍 사용한 케이크를 비롯해 말린 과일, 사탕, 껌, 과자, 단맛이 나는 요거트, 프루트 젤리, 단밤 등도 당연히 먹어서는 안 된다.

암 환자가 먹어도 좋은 간식은 탄수화물 함유량이 적은 것이다.

내가 권하는 것은 구운 아몬드와 카카오 비율이 높은 초콜릿(탄수화물 함유량이 적은 것), 구운 다시마, 우무 등이다.

아몬드의 탄수화물은 20~30알에 3~5g 정도로, 적고 식이 섬유와 칼륨, 아연, 칼륨, 마그네슘 등의 미네랄을 풍부하게 함유하며, 지방의 70%가 나쁜 콜레스테롤을 제거하는 오레인산으로 이루어져 있다.

카카오 비율이 높은 초콜릿을 권하는 이유는 카카오에는 항산화 작용이 강한 카카오 폴리페놀과 정장 작용에 효과가 있는 카카오 프로테인이 많이 함유되어 있기 때문이다. 또 초콜릿은 칼슘과 마그네슘, 철, 아연 등의 미네랄이 풍부하고 지방도 오레인산이나 스테아린산 같은 양질의 성분이 주로 차지한다. 최근에는 체내에서 대사되지 않는 감미료를 사용한 탄수화물 제로 초콜릿도 판매되고 있다. 단것을 좋아하는 환자에게는 무척 반가운 소식이다.

암 환자가 되도록 피해야 할 간식

단 과자 전반(전통 화과자, 양과자 모두)	단맛 나는 요거트
말린 과일	곤약 젤리
사탕	과일 젤리
껌	떡
전병	밀크 초콜릿
과자	단밤

암 환자가 먹어도 좋은 간식

구운 아몬드	카카오 비율이 높은 초콜릿 (탄수화물량이 적은 것)
구운 다시마	우무(초간장)

아무리 탄수화물 제로라 하더라도 지나치게 많이 먹으면 단맛에 의존하는 경향이 생긴다. 어디까지나 스트레스 해소를 위해서 조금만 먹는다고 생각하자.

음료에 관해서는 탄수화물이 첨가된 청량음료나 과일주스 등은 당연히 먹어서는 안 된다. 인공 감미료가 들어간 드링크(스포츠 드링크 등)나 아미노산 음료도 삼가야 한다.

술은 기본적으로 먹어서는 안 된다. 과일 소주나 칵테일, 청주, 매실주, 맥주, 고량주 등에는 탄수화물이 많이 함유되어 있다. 식욕 증진이 목적이라면 와인(레드, 화이트)이나 소주, 보드카, 진, 럼주 등이 탄수화물이 적어서 마시기에 좋다. 다만 과음하지 않도록 하자. 암 환자는 적량만 마셔야 한다.

마셔도 되는 드링크에는 탄수화물이 전혀 없는 녹차나 커피, 우롱차, 미네랄워터 등이 있다. 녹차에는 발암 물질을 억제하는 카테킨(폴리페놀의 일종)이나 신경 세포를 보호하는 테아닌(아미노산의 일종) 성분이 함유되어 있다. 또한 항산화 작용이 있는 비타민 C나 E도 많이 함유되어 있으므로 암 치료 중인 사람은 적극적으로 섭취하면 좋다.

최근 커피 성분이 건강에 효과적이라는 연구 결과가 주목을 받고 있다. 커피콩에는 폴리페놀의 일종으로 쌉쌀한 맛을 내는 클로로겐산이 함유되어 있다. 클로로겐산은 항산화 작용이 강하다고 알려져 있는데, 최근 당 생성을 억제하는 작용이 있음이 밝혀져 당뇨병 예방에 효력을 발휘하는 것으로 나타났다. 또 지방간의 예방 효과에 뛰어나기 때문에 간암 등의 간 질환을 갖고 있는 사람에게는 특히 섭취하면 좋은 성분이다. 클로로겐산을 효율적으로 섭취하기 위해서는 굵게 간 커피보다 가늘게 간 커피가 좋다. 가늘게 간 커피가 클로로겐산을 더 많이 함유하기 때문이다. 물론 커피에 설탕을 넣어서는 안 된다. 크림이나 우유를 넣어서도 안 된다. 단맛을 원하는 사람은 나한과 추출물 등의 천연 감미료를 사용하자.

나는 커피에 MCT 오일을 넣어 마실 것을 권한다. 다만 한 잔의 커피에 15~20g 정도만을 넣어야 한다. 반복하지만 많이 마시면 설사나 복통을 일으킨다.

대체 주식의 중요성

지금까지 면역 영양 케톤식의 추천 식자재를 열거했는데, 가장 중요한 것이 나오지 않았다. 바로 주식을 어떻게 대체할 것인가이다. 주식이 없으면 면역 영양 케톤식도 결국 맛이 없게 느껴진다. 주식이 있기에 식이 요법을 즐기면서 계속할 수 있다. 이 점도 면역 영양 케톤식이 기존의 케톤식과 차별화되는 점이다.

현대인에게는 밥이나 면 등의 탄수화물이 대표적인 주식이다. 이것을 면역 영양 케톤식에서는 얼마나 '주식과 유사한 것'으로 대체할 것인지가 중요하다.

처음에는 달걀과 두부를 사용한 '고슬밥'이나 실곤약을 면 대신으로 사용한 라면, 국수 등을 제시했지만, 환자들의 평가가 그리 좋지 않았다.

최근에는 식품 업체들이 다양한 탄수화물 제한 식품 개발에 박차를 가하고 있다. 일본 최대 식품 업체인 기분쇼쿠힌에서는 다양한 탄수화물 제한 식품을 판매한다. 이 업체가 개발한 주식 대체 탄수화물 제한 식품에는 '탄수화물 0g 면'이 있다. 콩비지와 곤약으로 만든 저칼로리 면으로 식이 섬유가 풍부하다. 한 팩에 180g인 '탄수화물 0g 면'을 이용하여 국수나 우동을 만들 수 있다.

이 업체는 히야시츄카(일본식 냉라면) 소스나 면을 양념 국물에 찍어 먹을 수 있는 생선간장맛 츠케멘스프가 동봉된 '탄수화물 0g 면'도 판매하고 있다. 탄수화물이 히야시츄카 소스는 4.8g, 생선간장맛 스프는 5.3g에 불과하다. 소스나 스프를 전부 먹지 않으면 탄수화물 섭취량을 미량에서 끝낼 수 있다. 이 업체는 두부로 만든 면이나 미역과 곤약으로 만든 면, 그리고 탄수화물을 낮춘 '칼로리 오프 두부 푸딩(두부와 푸딩을 섞은 디저트)'도 개발했다.

최근에는 다른 식품업체도 기분쇼쿠힌을 뒤쫓고 있다. 대두 100%로 만든 '소이도르'와 밀가루를 전혀 사용하지 않고 탄수화물을 완전히 없앤 대두 전립분 피타 빵이 판매되는 등 본래의 식품과 유사한 식감을 내는 식품이 활발하게 출시되고 있다.

암 환자가 식생활을 통해 병을 극복하려면 이러한 식품 업체의 협조가 필수적이다.

밀기울 빵, 브란 빵

저탄수화물 빵 역시 주식 대체 식품의 강력한 후보로 꼽을 수 있다. 밀기울 빵은 밀 껍질로 만든 빵이다. 밀 껍질을 깎아서 만드는 보통 빵과는 영양 성분에서 많은 차이가 있다.

- 탄수화물 – 보통 빵의 5분의 1
- 식이 섬유 – 보통 빵의 약 5.5배
- 단백질 – 보통 빵의 약 2배

또한 칼슘이나 철분, 마그네슘, 아연 등 미네랄도 풍부하게 들어 있다.

하지만 밀기울 특유의 냄새를 싫어하는 사람이 많은 편이다. 최근 편의점 '로손'에서 판매되기 시작한 '브란 빵'은 밀 껍질에 오트밀 빵과 쌀겨를 섞어서 만들어 맛도 꽤 좋다. 면역 영양 케톤식에서도 이 빵을 사용하고 있다.

또 일본산 대두 100%인 콩비지 분말로 저탄수화물 찐빵을 만드는 방법도 있다. 시판되는 찐빵과 거의 같은 맛으로 만들 수 있으므로 이것도 훌륭한 주식이 된다.

백미

동양인이 가장 좋아하는 주식이라고 하면 단연코 백미일 것이다. 탄수화물을 대폭 낮추면서도 얼마나 맛있게 먹을 수 있는지가 면역 영양 케톤식을 지속하는 데 큰 영향을 미친다.

그러려면 먼저 GI 수치가 낮은 쌀을 선택해야 한다. 앞에서 설명했듯이 GI 수치는 식후 혈당치 상승률을 나타내는 지표이다. 보통 포도당을 섭취한 뒤의 상승률을 100으로 표시하는데, 사라야라는 화학 업체가 판매하는 '건강한 밥'은 이 GI 수치가 54에 불과하다.

건강한 밥은 GI 수치가 낮은 아밀로스 함량이 높은 쌀과 GI 수치가 낮은 보리를 섞은 것으로, 100g당 탄수화물이 백미가 37g인 것에 비해 23g밖에 되지 않는다. 식이 섬유 함유량은 4배에서 8배 이상이다. 또한 밥을 지으면 백미의 1.5배로 부풀어 오른다.

한편 곤약쌀로 밥을 지으면 칼로리를 최대 50% 줄일 수 있다. 이 방법은 세미 케토제닉 면역 영양 요법을 할 때 특히 좋다. 세 끼 전부 한 공기씩 먹어도 탄수화물이 총 50g 정도이다.

다만 케토제닉 요법을 실시할 때는 하루 한 공기까지만 허용한다. 슈퍼 케토제닉에서는 하루 섭취 탄수화물량을 계산하며 가끔 먹도록 한다.

지금까지 케토제닉 이론과 식자재 선택에 대해 살펴보았다. 면역 영양 케톤식은 암 치료의 지지적 요법이지만 음식을 최대한 즐기며 먹는다는 이념을 가지고 실시해야 한다. 그렇지 않으면 스트레스라는 강적의 공격을 받아 식이 요법을 오래 지속하지 못한다. 그러면 안 하느니만 못하다.

그러려면 역시 식품업체의 뒷받침이 있어야 한다. 이 백업 체제가 확립되면 값비싼 건강 보조 식품 등은 필요 없어지고 집 근처의 슈퍼마켓에서 구입하는 식자재만으로 암 치료에 특화한 영양식을 만들 수 있다.

무엇보다 암 환자와 그 가족에게 가장 필요한 것은 앞서 말한 식자재를 사용한 구체적 레시피와 일주일간의 식단이다.

암 환자에게 필요한 면역 영양 레시피는 후반부에 소개하도록 하겠다.

미토콘드리아는 탄수화물과 지방, 산소에서 에너지를 생성한다. 이 '에너지 생성 공장'은
적혈구를 제외한 모든 세포에 존재하며 암세포를 세포자멸사로 유도하는 강력한 작용을 한다.
암이 싫어하는 케톤체를 에너지로 변환하는 대사 경로를 가진 것 역시 미토콘드리아이다.
이것은 미토콘드리아가 강화될수록 암세포가 생존할 확률이 떨어진다는 것을 의미한다.

Part 4.

케톤식
효과를
높이는 방법

01.
암세포의
약제내성과
당질내성

암을 치료하는 접근법으로 면역 영양 케톤식을 중심으로 한 '암의 식량 보급선을 끊는' 전법을 취하고 있다. 하지만 암세포는 교활하고 잡초처럼 끈질긴 존재이다. 지구상의 생물이 환경 변화에 따라 자신의 생체 시스템을 바꿔 가듯이 암세포 일부도 궁지에 몰리면 자신의 생체 시스템을 바꾸어 살아남으려 한다.

왜 항암제가 듣지 않는 암세포가 있을까? 그 전형적인 예가 세포막으로부터 침입한 항암제를 암세포가 적으로 간주하고 토해 버리는 현상인데, 이것을 '약제내성'이라고 부른다. 치료 초기에 효율적으로 암세포를 소멸시켰던 항암제가 점점 효력을 잃는 것은 대부분 약제내성이 원인이다.

이 약제내성을 역이용하면 암을 효과적으로 궤멸시킬 수 있다. 극단적 탄수화물 제한식을 지속하면 암세포는 항상 굶주린 상황에 놓인다. 그때 항암제를 투여하고, 그날만 환자는 자신이 좋아하는 탄수화물을 80~120g 정도 섭취한다. 그러면 굶주린 암세포는 말할 것도 없이 기뻐하며 포도당을 흡수한다. 이때 어떤 일이 일어날까? 혈중 항암제도 포도당과 함께 흡수하게 된다. 암세포는 영양을 얻고 기뻐하는 한편으로 '암살자'인 항암제의 침입을 받고 잠시 혼란 상태에 빠진다. 그리고 항암제를 토해 내려고 애쓴다. 이 시점에 다시 극단적 탄수화물 제한을 하는 것이다.

암에게 있어 탄수화물은 힘의 원천이다. 항암제를 토해 내는 데에도 에너지가 있어야 한다. 하지만 에너지를 공급받아야 하니 항암제를 잘 토해 내지 못한다. 그 결과 '암살자'가 계속 조직 내에 머물게 되어 암세포는 점차 쇠약해진다.

다시 한번 말하지만, 암세포는 항암제를 토하는 습성을 가지고 있으며 그렇게 하기 위한 에너지를 포도당에 의존하고 있다. 암세포의 식량 보급선을 끊는 데에는 암의 특성을 역이용하여 탄수화물 섭취의 온오프를 잘 조합하는 방법이 무척 효과적이다.

한편 암세포의 생존 전략 중 하나로 '당질내성'이라는 것이 있다. 말 그대로 암에 탄수화물 제한에 대한 내성이 생기는 것으로 이것도 암 치료에서 해결해야 할 장벽이다.

이 책에서는 지금까지 '암은 포도당을 주된 영양원으로 삼는다.'라고 설명했다. 내가 '주된'이라는 단서를 붙인 것은 이 당질내성과 상관이 없지 않다.

암세포 중에는 그토록 좋아하는 포도당이 끊겨도 백기를 들지 않고 다양한 생존 전략을 펼치는 무리가 있다. 더구나 그들 중 상당수는 자신의 암 항원을 숨기고 정상세포인 척한다. 암 항원을 숨기고 얌전하게 있기 때문에 면역 세포는 그들의 존재를 알아차리지 못한다. 그렇게 그들은 포도당을 대체할 영양을 흡수하면서 반격할 시점을 노린다.

암세포는 젖산을 에너지로 쓴다

이렇게 끈질긴 암세포가 영양원으로 흡수하는 것이 해당계 생성 물질인 젖산이다. 최근 젖산은 단순한 피로 물질이 아니라 에너지로 재이용할 수 있는 '피로 회복 물질'이라는 점이 밝혀졌는데, 암세포 중에는 이 젖산을 먹으며 생존하려는 무리도 있다.

더구나 암은 종양 간질의 섬유모세포까지 자기편으로 만드는 전술을 펼친다. 이를 '암 관련 섬유모세포'라고 부른다.

엄밀히 말하면 이 '암 관련 섬유모세포'는 암세포가 아니다. 그러나 암세포의 명령에 따라서 젖산을 만들고 그것을 암세포에 제공한다.

젖산이 증가하면 암세포 주위의 산성화(젖산 혈증)가 촉진되어 정상세포에도 큰 스트레스를 준다. 그 결과 암세포에 대한 면역 응답(병원 미생물, 기생충, 이식 조직 등에 대응하는 특이 항체나, 림프구를 생성하는 면역 체계에서 비롯된 선택적인 반응)이 저하되어 침윤이나 전이가 일어나기 쉽다.

케톤체는 암세포 증식을 억제할 뿐 아니라 젖산을 배제한다는 것도 확인되었다. 내가 탄수화물 제한을 실시할 때 MCT 오일을 간헐적으로 섭취하여 케톤체 지수를 항상 높여야 한다고 말하는 것도 암세포가 젖산을 흡수하지 못하게 하기 위해서이다.

케톤체를 먹는 암세포

그 와중에도 암세포 중 일부는 포기하지 않는다. 그들은 상상도 하지 못할 만큼 끈질기다. '젖산을 충분히 먹을 수 없다면' 이번에는 케톤체 자체를 영양원으로 흡수하려 한다.

최근 연구에 따르면, 포도당 공급이 끊기면 암세포의 70%는 소멸하지만 나머지 30%는 케톤체에 의지해 생명을 이어간다고 한다. 즉 암세포는 체내 환경이 변하면 자신의 체질도 바꾸어 본래는 천적인 케톤체마저 영양소로 삼는 집요함을 보여 준다.

이때 골치 아프게도 주위에 있는 정상세포가 이런 암세포 생존에 손을 빌려준다. 또 '암 관련 섬유모세포'는 정상세포임에도 이런 상황이 되면 암세포에 케톤체를 영양원으로 제공하거나 면역 세포를 무력화시키는 등 손바닥 뒤집듯이 태도를 바꾸어 암의 생존 활동에 가담한다.

또한 면역 세포 중에는 NK 세포나 CTL 세포라는, 암을 공격하는 면역 부대로부터 암세포를 지켜 주는 세포도 존재한다. 그런 무리를 '제어성 T 세포'라고 한다.

암을 근본적으로 치료하려면 이러한 적의 진지망을 어떻게 돌파할지도 고려해야 한다. 요컨대 암과의 두뇌 싸움이 필요하다는 말이다.

스타틴 제제로 대항한다

다행히 의학은 암에 지지 않을 만큼 똑똑하다. 포도당 대신 케톤체나 젖산을 영양소로 흡수하려는 일부 암에 관해서는 '스타틴 제제'라는 약이 무척 효과적이다.

스타틴 제제는 '아토르바스타틴칼슘수화물'이 주성분인 콜레스테롤혈증 치료약인데, 당질내성을 가진 암세포가 젖산이나 케톤체를 영양원으로 삼으려 하면 그 흡수구를 막아 준다.

즉 스타틴 제제를 복용하면 암세포의 대사 경로가 포도당에서 케톤체로 전환되어도 암의 영양 섭취 경로를 차단할 수 있다.

더구나 스타틴 제제는 케톤체처럼 항암제의 약제내성을 해소한다. 그래서 면역 영양 케톤식과 병용하며 항암 치료를 받는 환자에게 스타틴 제제를 처방하기도 한다.

한편 스타틴 제제는 우엉 열매인 우방자를 우린 물과 궁합이 좋다. 우방자 안에 함유된 악티제닌, 아르크티인이라는 성분에는 항염증 작용과 해독 작용이 있다. 그중에서도 악티제닌에는 항암제가 잘 듣지 않는 췌장암에 항종양 효과를 발휘한다는 사실이 국립암센터의 연구로 밝혀졌다.

시한부 1개월인 환자의 사례

우방자를 끓여서 우린 물과 스타틴 제제를 조합하면 때로 놀라운 효능을 보인다. 비교적 약한 항암제에 속하는 TS-1과 우방자 섭취를 병행했더니 췌장암 진행이 거의 멈춘 사례가 몇 건 있다. 특히 B 씨의 경우는 의학적 상식을 완전히 넘어선 경우라고 할 수 있다.

도쿄의 면역계 암 전문 클리닉에 B 씨가 쇠약한 모습으로 상담을 하러 찾아 온 것은 2012년 11월이었다. B 씨는 도쿄 도내의 의대 병원에서 치료를 받고 있었다. 하지만 그 무렵에는 이미 손을 쓸 수 없는 단계여서 시한부 1개월이라는 선고를 받은 상태였다. B 씨의 배는 복수로 터질 듯했고 항암제를 투여할 수 있는 상태가 아니었다. 체내의 복수를 빼면 5L 정도의 물이 나온다. 그러나 얼마 가지 않아서 다시 복수가 차서 빼도 빼도 같은 일이 일어난다. 증상으로 봐도 말기 중의 말기였다.

그때 나는 B 씨에게 스타틴 제제(리피토)를 처방하고 우방자 건강 보조 식품을 섭취하라고 권했다. 리피토와 우방자의 악티제닌 성분의 힘을 빌려 조금이라도 암 증식을 늦춰 보자는 의도였다.

하지만 그는 시한부 1개월을 선고받은 췌장암 말기 환자이다. 그 후 B 씨와 만날 기회가 없었던 나는 내가 권한 방법이 아무리 효과가 있다고 해도 그가 이미 세상을 떴으리라고 생각했다. 그런데 2년 후 B 씨에게 연락이 왔다. 놀랍게도 리피토와 악티제닌 성분을 복용한 뒤 얼마 되지 않아 복수가 없어졌다고 했다. 시한부 1개월은커녕 2년이 지나도 B 씨는 건강했다. 췌장암의 기세는 완전히 쇠퇴했고, B 씨의 주치의도 '다른 치료를 받았나요?' 하고 고개를 갸웃거릴 정도였다고 한다. 이 일에는 나도 놀랐다. B 씨의 췌장암 진행은 TS-1과 리피토와 악티제닌 성분의 힘만으로 완전히 억제된 것이다.

또 우방자 건강 보조 식품은 그 뒤 구매할 수 없게 되어 B 씨는 현재 한방약의 우방자를 이용하고 있다. 우방자는 모든 약국에서 판매하지 않지만 인터넷에서 판매점을 찾을 수 있다. 물 600cc에 우방자 15~20g을 넣고 약불로 30~40분 정도 끓이면 되는데, 이것을 하루 아침저녁 두 번에 나누어 마시면 된다. '좋은 약은 입에 쓰다.'고 하는데 그 쓸쓸한 맛에서 효과를 실감할 수 있을 것이다.

암세포의 자가포식현상

암세포가 탐욕스럽다는 것을 뒷받침하는 예로 암세포의 '자가포식현상(autophagy)'을 들 수 있다.

자가포식현상이란 그리스어로 '자기 자신을 먹는다.'는 뜻으로,

본래는 잉여 단백질을 재활용하거나 세포 스스로 영양 환경을 정비하는 작용을 말한다.

자가포식현상은 정상세포에서 항상 일어나는 생체 기능이다. 이로 인해 비정상세포의 세포자멸사를 원활하게 유도하고 세포의 암세포화를 통제한다.

그러나 암세포는 이야기가 다르다. 암세포 중에는 자가포식현상을 교묘하게 이용하여 세포자멸사나 궤사를 피하는 경우도 있다. 즉 자가포식현상에 의해 재활용된 잉여 영양분을 다시 한번 흡수함으로써 자신의 생존을 확보하고 증식하려 하는 것이다. 암 종류가 여러 가지인 경우에는 자가포식현상이 비정상적으로 활성화된다. 현재 이 메커니즘은 아직까지 명확히 밝혀지지 않았다. 암세포의 자가포식현상을 억제하는 방법이 개발되고 있지만, 암을 소멸시키는 대신 일단 암이 생기면 종양 형성을 촉진할 위험성도 있으므로 이 방법은 양날의 검이라고 지적하는 사람도 있다.

암의 자가포식현상을 억제하려면 여분의 영양을 암세포에게 주지 않는 것이 핵심이다. 그러기 위해 디톡스(해독)를 겸한 정기적 '미니 단식'과 운동이 필요하다. 이것은 세포 에너지의 생성 공장인 미토콘드리아 활성과 연관이 있으므로 뒤에 한 번 더 이야기하겠다.

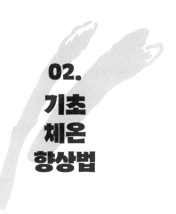

02.
기초
체온
향상법

암세포는 저체온을 좋아한다. 암은 간이나 췌장, 방광, 폐 등 많은 장기에 발생한다. 하지만 심장이나 비장에 암이 생겼다는 이야기는 거의 들은 적이 없다. 이것은 심장과 비장의 열 생성도가 높기 때문이다. 즉 저체온을 선호하는 암세포는 열에 약한 특성을 가지고 있다.

그러므로 암세포는 언제나 우리 몸 깊은 곳의 체온을 내리려고 한다. 암세포는 35도의 체온에서 가장 활성화한다. 많은 암 환자의 기초 체온이 평열(36.5~37도)보다 낮은 35도대까지 떨어지는 것은 결코 우연이 아니다.

체온이 낮으면 면역력이 떨어진다. 저체온이 되면 혈중 산소가 부족해져 각종 병에 걸리기 쉽다. 이것은 뒤집어 말하면 기초 체온 상승이 면역력을 향상시켜 병 회복을 촉진한다는 의미이기도 하다.

따라서 면역 영양 케톤식을 실시할 때는 기초 체온 상승 정도도 염두에 둬야 한다. 심부 체온은 평소 우리가 측정하는 기초 체온이 아닌 신체의 중심부의 체온을 말한다. 건강한 사람의 심부 체온은 평균 약 37도로 기초 체온보다 약간 높다. 기초 체온은 심부 체온과 연동되어 있다. 즉 기초 체온 상승은 심부 체온 상승의 바로미터이다.

족욕의 효능

심부 체온을 올리기 위해서 환자에게 종아리부터 발끝까지 따뜻하게 하는 '족욕'을 권한다. 심장에서 가장 먼 곳에 있는 발끝의 혈류가 정체되면 장기로 혈액 순환이 잘 되지 않아 저체온이 되기 쉽다. 족욕은 내장으로 혈액 순환이 잘 되게끔 개선하여 면역 세포를 활성화한다. 특히 체열의 주요 발생지인 간의 혈류를 개선함으로써 심부 체온을 올린다.

내가 근무한 면역계 암 전문 클리닉에는 숯의 원적외선을 이용한 족욕 의료 기기가 있었는데, 이를 이용한 실험을 진행했다.

면역 영양 케톤식을 지속하는 암 환자 10명과 건강한 직원 10명, 그리고 암을 극복한 3명이 족욕 전의 심부 체온과 족욕을 마치고 15분 후의 심부 체온을 측정하여 그 변화를 비교한 것이다.

그 결과, 직원 10명의 족욕 전후의 신체 심부 체온의 차이는 0.42도였다. 즉 족욕을 마치고 15분 뒤의 심부 체온이 족욕 전의 심부 체온보다 평균 0.42도가 오른 것이다. 암을 극복한 3명은 평균 0.5도의 체온 상승이 나타났다.

반면 암 환자 10명의 족욕 전후의 체온 차는 평균 0.11도였다. 즉 족욕을 마치고 15분 후의 심부 체온이 족욕 전의 심부 체온보다 0.11도밖에 오르지 않은 것이다.

이것은 족욕으로 상승한 심부 체온을 암세포가 족욕을 마치자마자 곧바로 끌어내렸음을 의미한다. 족욕을 마치고 15분 뒤에 심부 체온이 별로 상승하지 않았거나 오히려 더 떨어진 사람은 암이 활

족욕에 의한 체온 상승과 병세에 대한 평가

No.	연령/성별	병명	15분 뒤°C	지속 후°C	평가
1	59/남	폐암, 림프절 전이	+0.3	+0.3	안정 병변
2	73/남	폐암, 간 림프절 전이	±0	-0.2	진행성 질환
3	62/여	폐암, 부신 전이	+0.1	+0.1	완전 관해
4	56/남	직장암 국소, 뼈 재발	+0.4	+0.4	진행성 질환
5	42/여	유방암, 림프, 폐, 뼈 전이	-0.4	+0.3	부분 관해
6	73/남	전립샘암, 방광, 신장, 뼈 전이	+0.2	+0.2	부분 관해
7	59/남	폐암, 간 전이	+0.1	+0.1	진행성 질환
8	76/남	상행결장암, 폐와 간 전이	+0.4	+0.4	안정 병변
9	67/남	폐암, 림프절, 뇌 전이	-0.4	-0.4	안정 병변
10	64/남	폐암, 림프절 전이	+0.4	+0.4	안정 병변

발하게 움직이는 상태인 것이다. 그래도 꾸준히 족욕을 하면 심부 체온은 거의 확실하게 상승하는 경향을 보인다.

앞의 표는 암 환자가 첫 번째 족욕을 했을 때의 심부 체온 상승 수치와 1개월 이상 족욕을 지속한 뒤의 심부 체온 상승 수치를 비교하여 그 병세를 평가한 것이다.

10명 중 8명이 1개월 이상 지속한 뒤에 심부 체온이 상승했고, 그중 3명은 건강한 사람과 같은 수준인 0.4도까지 올랐다.

변화는 관해율에서도 여실히 드러났다. 심부 체온이 상승한 8명의 환자 중 암이 전부 소멸한 완전 관해가 1명, 30% 이상 암이 축소된 부분 관해가 2명, 암 진행이 억제된 안정 병변이 3명, 암이 20% 이상 증가한 진행성 질환이 2명으로, '변화 없음'을 포함한 병세 통제율이 75%에 달했다.

이것만 봐도 꾸준한 족욕이 면역 요법 및 면역 영양 케톤식의 효과를 높이고 암 치료 요법에도 크게 도움이 될 것으로 기대할 수 있다.

국소 온열 요법

열을 이용한 치료법으로 국소 온열 요법도 있다.

암세포는 41도 이상의 열을 가하면 소멸하는 등 급속히 쇠약해진다. 국소 온열 요법은 암세포의 이런 약점을 공략한 것으로, 마이크로파와 전자파 등으로 외부에서 환부에 41~42.5도로 열을 가한다.

정상세포의 혈관은 열이 가해지면 확장하여 혈류를 늘림으로써 열을 방출하려고 한다. 그러나 암세포의 혈관은 확장되지 않기 때문에 혈류가 증가하지 않아 열이 방출되기 어렵다. 즉 고온을 접했을 때 정상세포는 열을 놓아 줌으로써 타격을 입지 않지만 암세포는 열을 가둬 두면서 자신을 약화시킨다. 그때 체내에서 HSP70이라는 열충격 단백질이 생긴다.

암세포는 분열 시에 유전자를 복제하는 'NF-κB(엔에프 카파비)'라는 인자를 활성화시킨다. NF-κB는 항암 치료나 방사선 치료 효과를 늦추는 골칫덩이로 인식되어 있지만, HSP70은 면역 기능을 높이는 한편 이 NF-κB의 활성을 억제하는 작용도 한다.

요컨대 HSP70을 체내에서 얼마나 많이 생성하느냐가 온열 요법의 성공 여부를 좌우한다. 이 HSP70을 몸에서 효율적으로 생성해 주는 의외의 약물이 있다. '셀벡스'라는 위장약으로 이것을 온열 요법을 하며 복용하면 HSP70의 체내 생성량이 비약적으로 증가하고 폐 전이가 억제된다는 사실이 교토부립의대의 쥐를 이용한 실험으로 밝혀졌다.

또 암세포는 궁지에 몰리면 자신의 암 항원을 숨기고 면역 세포의 공격에서 달아나기도 한다. 그런데 최근 HSP70이 암 항원을 표출시키는 작용을 한다는 것도 알려졌다.

그러면 면역 세포의 사령탑인 수장 세포가 숨어 있던 암 항원을 인식하게 되고, T 세포, NK 세포 같은 면역 공격 부대가 암을 퇴치하기 위해 활동하기 시작한다.

내가 근무하는 공사병원에서는 이 온열 요법을 실시하고 있다. 주로 4기 췌장암 환자가 항암제(젬자주)와 온열 요법을 병행하여 효과를 높였다. 이처럼 화학 요법에 다양한 약제를 조합하는 방법으로도 암세포의 식량 보급로를 차단할 수 있다.

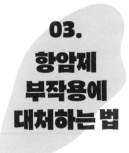

03.
항암제 부작용에 대처하는 법

항암 치료는 암세포를 소멸시키지만 정상세포에도 타격을 주는 '양날의 검'적인 측면을 갖고 있다. 그 대표적인 예가 백혈구 감소와 구토, 식욕 부진, 탈모 등 삶의 질을 현저하게 저하시키는 부작용이다. 그래서 많은 환자가 항암 치료를 꺼린다. 그런데 이런 부작용은 항암 치료에서 발생하는 유리기(Free Radical)의 일종인 활성 산소에 의해서도 생긴다.

활성 산소에는 주로 수산화라디칼, 초과산화이온, 과산화수소, 일중항산소와 같은 종류가 있다.

그중 초과산화이온과 과산화수소는 앞서 이야기했듯이 세포 기능에 중요한 작용을 하기 때문에 '악당'은 아니다. 오히려 인체에 필요한 '착한' 활성 산소라는 측면이 있다.

정말 골치 아픈 존재는 수산화라디칼이다. 이 활성 산소는 항암 작용과는 전혀 관계가 없는 악당 중의 악당으로 부작용의 원흉이다. 게다가 정상세포의 산화 스트레스를 증폭시켜 유전자와 세포막을 파괴하고 반대로 암세포 증식과 전이, 재발을 유발하기도 한다.

그중에서도 시스플라틴이라는 항암제는 신장 세포의 미토콘드리아를 공격하여 수산화라디칼 생산량을 늘린다. 그 결과 심각한 신장 장애를 일으키기도 하므로 사용법에 충분히 주의를 기울여야 한다. 하지만 이런 항암제가 특히 진행성 암에 효과적이라는 것은 부정할 수 없다. 그렇다면 당연히 효과적인 항암제를 써야 한다.

오늘날의 암 치료의 문제점 중 하나는 항암제의 효과에만 주목하고 구체적인 부작용 대책은 별로 없다는 것이다. 이래서는 환자가 당연히 항암 치료를 꺼려할 수밖에 없다. 그래서 나는 면역 영양 케톤식 요법을 실시할 때 항암제의 효력을 살리면서도 부작용의 원흉인 수산화라디칼을 얼마나 제거하는지 고려한다.

수산화라디칼을 제거하는 물질에는 비타민 C나 E, 카테킨, 폴리페놀, 베타카로틴, 코엔자임 Q10, 플라보노이드 등이 있다.

그러나 항암제를 투여하면 많은 수산화라디칼이 발생한다. 이런 항산화 물질을 경구 섭취하는 것만으로는 수산화라디칼을 전부 제거하기 힘들고 부작용도 잘 없어지지 않는다. 게다가 항산화 물질은 수산화라디칼뿐 아니라 항암제로 인해 생긴 착한 활성 산소까지 함께 제거한다. 그러므로 항암제의 부작용에 대처하려면 수산화라디칼을 표적으로 삼는 강력한 항산화 물질이 필요하다.

수산수의 효과

항산화 물질 중 하나가 '수산'이다. 수산수 분자는 1억분의 1이라는 극히 작은 크기여서 다른 항산화 물질이 도달할 수 없는 뇌 부위에도 쉽게 침입할 수 있다. 산화 환원력(항산화력)이 아주 강해 세포 내 활성 산소와 반응함으로써 무해한 물로 바꾼 뒤 소변으로 배출된다.

더구나 수산은 초과산화이온이나 과산화수소 같은 착한 활성 산소에는 작용하지 않고 수산화라디칼 같은 나쁜 활성 산소만 표적으로 삼는다.

이 수산이 항암제 부작용을 얼마나 제거할까?

앞서 말했듯이 시스플라틴은 신장 장애를 일으킬 위험이 높은 항암제이다. 이 시스플라틴을 쥐에 투여한 뒤 통상적 환경의 우리와 1%의 수산 함유량이 있는 환경의 우리에서 사육하여 72시간 후에 신장 기능을 표시하는 크레아틴과 요산 질소의 수치를 비교했다.

그러자 통상적 환경에서 사육된 쥐의 크레아틴 평균 수치가 9.6mg/l인데 비해 수산 환경에서 사육된 쥐는 5.7mg/l인 것으로 나타났다. 한편 통상 환경의 쥐의 평균 요소 질소 수치가 863mg/l인데 비해 수소 환경의 쥐는 477mg/l라는 수치가 나오는 등 신장 장애에 대해 유의미한 감소를 보였다.

또 시스플라틴을 투여한 뒤에 보통 물을 마시는 쥐 그룹과 수소수를 마시는 쥐 그룹으로 나누어 신장 내의 지방 산화 스트레스를 측정했더니, 보통의 물을 마신 쥐의 산화 스트레스가 약 1.5배로 상승한 것에 비해 수소수를 마신 쥐는 정상 수준으로 떨어졌다.

이 결과는 수소가 아주 효율적으로 수산화라디칼을 제거한다는 것을 나타낸다. 게다가 시스플라틴의 항암 작용에 아무 영향도 미치지 않는다는 점도 확인되었다.

시판 수소수는 농도가 낮다

이처럼 암 치료에서 수소는 무척 큰 역할을 한다. 암 환자의 대부분이 건강한 사람에 비하면 체내에 나쁜 활성 산소를 많이 갖고 있으므로 나는 항암제 투여 여부와 상관없이 환자에게 수소 흡입이나 수소수 음료를 권하고 있다.

그중에서도 수소 흡입은 수소 분자가 직접적으로 폐에 침투하기 때문에 폐암 환자에게 특히 효과가 있다.

저렴한 수소 흡입기가 수소 발포제와 함께 인터넷으로 판매된다. 수소 흡입 소요 시간은 한 번에 30~60분, 주 3~4회 정도면 효과적이다. 특히 항암 치료를 받는 환자가 항암제 투여일로부터 사흘 정도 연속해서 수소를 흡입하면 부작용이 빨리 사라진다.

수소 발포제는 3시간 정도 수소가 나온다. 그러므로 흡입 후 발포제를 통째로 욕조에 넣고 목욕을 해도 된다.

1억분의 1mm라는 극히 작은 수소 분자는 피부로도 간단히 체내에 흡수된다. 이를 통해 근육에 쌓인 젖산과 나쁜 활성 산소를 효율적으로 제거할 수 있다.

수소수는 최근 건강 붐에 힘입어 그리 어렵지 않게 구입할 수 있다. 유의할 것은, 수소 분자는 용기를 통과하기 때문에 미리 만들어서 시판하는 수소수는 실제로 표시된 수치보다 농도가 낮을 수 있다는 점이다.

내가 환자에게 권하는 것은 '에코모 인터내셔널'이라는 업체가 판매하는, 직접 만들어 먹는 수소수이다. 최고 7.0ppm이나 되는 고농도 수소수를 만들 수 있으며, 만들자마자 마실 수 있다.

또 1L당 2만 8000ppm이나 되는 경이적인 수소 가스를 발생하는 '마리아주'라는 수소수 생성기도 판매되고 있다. 금전적으로 여유가 있는 사람, 손수 수소수를 만드는 것이 귀찮은 사람은 이런 수소수 생성기를 이용하는 것도 좋다.

나의 담당 환자들 중 상당수는 이런 수소수를 매일 500cc씩 마시고 있다. 그것이 항암제 효력을 떨어뜨리지 않고, 부작용을 완화하여 몸에 쌓인 '녹'을 확실하게 닦아 준다.

비타민 C의 효과

수소에 이어 내가 항암제의 부작용 완화와 면역력 향상 수단으로 주목하는 것은 강한 항산화 작용을 가진 비타민 C이다.

비타민 C는 체내에서 합성되지 않기 때문에 식사나 건강 보조 식품으로 경구 섭취해야 한다. 그 혈중 농도가 높아지면 암세포를 살상하는 능력을 발휘하기로 유명하다.

그러나 아무리 살상 능력이 있다고 해도 비타민 C는 체내에 쌓이지 않으므로 나머지는 모두 소변으로 배출된다. 이러면 혈중 비타민 C 농도도 오르지 않고 암에 타격을 가할 수 없다.

그리하여 몇 년 전부터 고농도 비타민 C를 정맥에 직접 주입하는 '고농도 비타민 C 수액'이라는 보조 요법이 등장했다. 심한 부작용이 없기 때문에 일부에서는 '천연 항암제'라고도 부른다.

이 고농도 비타민 C는 암세포 주변에서 철 등의 미량 금속과 반응하여 과산화수소라는 활성 산소를 발생시킨다. 정상세포에서는 과산화수소를 즉각 분해하여 제거하는 '카탈라제'라는 효소가 작용하는데, 암세포는 카탈라제가 결핍되어 있다. 그러므로 혈관으로 흡수시킨 비타민 C에서 과산화수소 등의 활성 산소가 발생하면 암세포 중 상당수는 그것을 중화하지 못하고 세포자멸사로 유도되어 선택적으로 파멸된다.

실험에서는 400mg/dL 농도에 달한 비타민 C를 인간의 췌장암, 악성 흑색종, 대장암, 골육종 등의 배양 세포에 주입하자 대부분이 소멸했다.

다만 이것은 어디까지나 '시험관'에서의 이야기이다. 실제 치료에서 암이 현저하게 축소된 사례들이 있기는 하지만, 고농도 비타민 C 수액만으로 암이 전부 소멸되었다는 예는 거의 없었다.

내가 이 요법에 의의를 두는 이유는 항암제 투여로 발생하는 수산화라디칼 등의 나쁜 활성 산소를 일소하여 면역력을 비약적으로 높이면 암의 전이를 예방하는 효과가 있기 때문이다. 고농도 비타민 C 수액은 암세포를 콜라겐 상태의 막으로 덮어서 암이 다른 부위로 전이하는 것을 억제한다.

내가 비상근 의사로 근무하는 면역계 암 전문 클리닉에서는 이 고농도 비타민 C 수액과 수소 흡입을 병행하여 환자의 ORP를 측정한다.

ORP의 징상 범위는 0~40mV이지만, 암 환자 중 상당수는 항암제 투여나 암 자체의 영향을 받아 정상 범위를 크게 웃돈다. 이것은 체내에 활성 산소가 많이 발생하기 때문이다.

그러나 수소 흡입과 병용하여 고농도 비타민 C 수액을 주입하자 모든 환자의 ORP가 극단적으로 내려갔다. 그중에는 130mV에서 -1mV까지 단번에 내려간 환자도 있었다.

04.
암세포를
죽이는
미토콘드리아

　지금까지 암세포의 식량 보급선을 끊기 위한 몇 가지 방법을 소개했다. 면역 영양 케톤식이 최종적으로 지향하는 것은 환자의 몸이 스스로 암을 극복할 수 있는 기능을 되찾는 것이다. 즉 외부에서 주입한 약제나 배양한 자기 면역력 대신 우리 몸이 본래 갖고 있는 대사 기능의 활동으로 신체를 정상적으로 유지하는 것이다. 그 기능을 되찾으려면 근육량이 증가해야 한다. 근육량이 증가하면 온몸의 미토콘드리아 수도 증가한다.

　앞서 설명했듯이, 미토콘드리아는 탄수화물과 지방, 산소에서 에너지를 생성한다. 이 '에너지 생성 공장'은 적혈구를 제외한 모든 세포에 존재하며 암세포를 세포자멸사로 유도하는 강력한 작용을 한다. 암이 싫어하는 케톤체를 에너지로 변환하는 대사 경로를 가진 것 역시 미토콘드리아이다. 이것은 미토콘드리아가 강화될수록 암세포가 생존할 확률이 떨어진다는 것을 의미한다. 실제로 미토콘드리아 수에 건강이 좌우된다는 연구 보고도 있으며, 여성이 남성보다 오래 사는 것은 여성의 미토콘드리아 수가 더 많기 때문으로 밝혀지기도 했다.

인간의 근육은 순간적으로 강한 힘을 내는 '백근'과 지속적인 힘을 내는 '적근'으로 나뉘는데, 미토콘드리아는 여성에게 많은 적근에 더 많이 분포한다. 또 여성 호르몬은 미토콘드리아가 증가하는데 도움을 준다.

기아 상태가 미토콘드리아를 늘린다

미토콘드리아는 육체가 위기에 놓이면 장수 유전자 스위치를 켜서 급격히 증식한다. 그 대표적인 예가 공복일 때 에너지 보충 필요성을 느낀 뇌가 전신의 세포에 미토콘드리아 증식 명령을 내리는 것이다. 또한 검도나 가라테 등의 무술은 추운 곳에서 연습하는 것이 관례이지만, 인간의 몸은 섭씨 12도의 물에 10분간 담그고 있으면 미토콘드리아 증가 스위치가 켜지는 것도 밝혀졌다.

미토콘드리아 활성과 장수 유전자의 발현과 관련한 유명한 원숭이 실험이 있다. 마음껏 배 터지게 먹은 원숭이와 칼로리의 70%만 섭취한 원숭이를 두 그룹으로 나누어 20년 동안 비교 실험을 했다.

그 결과, 칼로리 제한을 당한 원숭이가 훨씬 늦게 노화가 왔으며,

생활 습관병이나 노년병으로 죽은 원숭이 수도 마음껏 먹은 원숭이의 3분의 1에 불과한 것으로 나타났다.

물론 인간의 경우 20년이나 식사 제한을 할 필요는 없다. 주 2회만 섭취 칼로리를 70%로 줄여도 같은 효과를 얻을 수 있고, 그 점을 암 치료에 적용할 수 있다.

먼저 면역 영양 케톤식을 실시하는 환자는 매일 공복감을 느끼며 취침하는 습관을 들여야 한다. 또 뒤에 서술할 주 1회 '미니 단식'을 해야 한다. 이것은 아침 식사만 거르는 가벼운 단식으로, 과다한 영양을 제거하는 '디톡스(해독)'도 고려한 것이다. 이때 함께하면 좋은 것이 있는데, 바로 고강도 유산소 운동이다.

유산소 운동과 미니 단식의 조합은 케톤체 생성과 미토콘드리아 활성을 강력하게 추진하는 동시에 우리 육체도 변모시킨다.

그 변모한 육체를 지구성이 뛰어난, 이른바 '하이브리드 보디'라고 부른다.

조코비치의 하이브리드 보디

프로 테니스의 세계 최강자인 노박 조코비치를 예로 들어 설명해보자.

과거에도 조코비치는 유명한 플레이어였다. 그러나 체력이 없어 긴 매치에서 금방 나가떨어지던, 본인도 인정하는 '2군에서 발버둥치는' 존재였다. 그는 때때로 머리가 무겁다는 말을 하는 등 시합에서 체력이 고갈된 모습을 드러냈다. 그래서 언제나 페더러나 나달의 뒤에 있었다. 페더러는 조코비치에 대해 이렇게 말하기도 했다.

"조코비치는 꼭 만화에 나오는 인물 같다. 그렇게 부상을 많이 입다니."

그는 위장 상태가 좋지 않아 2010년 1월 호주 오픈 8강전에서 대패했다. 그런데 1년 반 뒤 조코비치는 완전히 다른 사람으로 다시 태어났다. 2011년 세계 4대 메이저 대회에서 3관왕을 달성하고 마스터즈에서 5관왕을 획득하여 처음으로 세계 1위로 올랐다. 이후 조코비치가 명실 공히 세계 정상에 올라 오늘에 이르고 있는 것은 잘 알려진 사실이다.

조코비치를 바꾼 것은 무엇이었을까?

그를 '철인'으로 바꾼 것은 바로 식사법이었다.

그는 2010년 글루텐(밀)과 유제품에 대한 알레르기가 있다는 사실을 알게 된다. 그로부터 조코비치는 밀가루를 전혀 섭취하지 않는 글루텐 프리로 식단을 바꾸고 여분의 당분과 유제품을 계획적으로 배제하는 등 운동선수에게 필요한 영양학적 식단을 철저하게 지켰다. 그 결과 '하이브리드 보디'가 완성되었다. 조코비치의 육체는 한 눈에 보기에도 예전보다 더욱 탄탄해졌고, 예전의 그라면 상상도 할 수 없을 만큼 강한 지구력을 발휘했다.

이것은 그의 에너지 발원지가 '해당계 엔진'에서 '케톤체 엔진'으로 전환되었음을 나타낸다. 내가 환자가 목표로 삼기를 바라는 것도 이 '케톤체 엔진'에 의한 하이브리드 보디이다.

어느 환자의 하이브리드화 된 육체

환자들 중 상당수는 면역 영양 케톤식으로 영양과 면역을 확보하고는 있지만 대부분이 항암제나 방사선 치료를 받고 있다. 그런 환자들이 과연 하이브리드 보디를 만들 수 있을까? 많은 사람이 회의적으로 생각하는 것도 무리가 아니다.

그러나 앞서 104쪽에서 소개한, 공복일 때 MCT 오일을 사용한 혈중 케톤체 지수 비교 그래프를 다시 한번 살펴보자.

MCT 오일을 섭취하면 총 케톤체 지수는 3~4시간 후에 최고조에 이른다. 그래프에도 나타나듯이 내 경우도 2~3시간 후에 최고조에 이르고 그 후 완만하게 내려간다. 그러나 A의 경우는 최고조에 이른다는 4시간 이후에도 케톤체 지수가 계속 상승했으며, 최종적으로 간이 케톤체 측정기의 한계치를 넘어 9.0mM/l에 달했다.

게다가 공복 상태에서도 A의 혈당치는 마지막까지 정상 범위를 유지했다. 이것은 A 씨가 MCT 오일을 에너지로 다 쓴 뒤 이번에는 자신의 피하 지방, 또는 내장 지방까지도 에너지로 태운 것을 나타낸다. 이것이 내가 '하이브리드 보디'라고 부르는 몸의 정체이다.

A 씨는 췌장을 원발소로 한 다발성 간 전이 상태였다. 이 난치성 암에 걸린 상태에서도 A 씨가 케톤체를 엔진으로 하는 하이브리드

보디를 만들 수 있었던 것은 면역 영양 케톤식을 지속하면서 매일 운동을 해서 근육을 강화했기 때문이다.

식이 요법과 운동을 시작하기 전의 A 씨의 체중은 63~64kg이었다. 그런데 면역 영양 케톤식과 근력 운동을 병행하자 체중이 57kg까지 줄고 체형도 조코비치처럼 탄탄한 근육질로 바뀌었다.

근육 증강은 온몸의 미토콘드리아 활성을 강력하게 추진한다. 앞서 말한 실험에서 A 씨가 당 생성에 의한 에너지에 의존하지 않고 케톤체를 에너지로서 장시간 사용할 수 있었던 것도 미토콘드리아 활성과 관련이 있다.

A 씨가 PET 검사를 받은 것은 추정 9.0mM/l라는 경이로운 혈중 케톤체 지수를 기록했을 때였다.

앞서 설명했듯이 PET 검사는 포도당을 흡수하는 암의 성질을 이용한 것으로, 미량의 방사성 물질을 함유한 2-플로로-2-디옥시-d-포도당(2-[18F] fluoro-2-deoxy-D-glucose)을 주사하여 이 약제가 암세포에 모이는 것을 영상으로 구성한 것이다.

악성도가 높은 암은 붉은색으로 빛나고 악성도가 낮은 암은 그다지 빛나지 않는다. A 씨의 결과는 놀라웠다. 암이 퍼져 있어야 하는 간이 전혀 빛나지 않았던 것이다. 이것은 간에 있는 암세포가 소멸했거나 활동을 일시적으로 정지했다는 의미이다.

원발소인 췌장은 췌두부가 연노랑빛으로 빛나고 있을 뿐이었다. 이것은 포도당 흡수가 지극히 완만하고 악성도가 낮다는 표시이다. 그 무렵에는 종양 표지도 낮아지고 있었다.

A 씨의 간암은 활동을 정지하고 있었을 뿐이었고 결국 다시 활동을 하기 시작했지만 탄수화물 95% 감소한 슈퍼 케토제닉 요법을 다시 시작하고 그 병원에서 새로운 치료를 받은 결과, 지금은 암의 활동이 거의 정지한 상태이다.

잘 단련된 하이브리드 보디가 난치성 암을 이기는 에너지를 낸 것이다.

A 씨의 운동량

케톤체를 엔진으로 하는 하이브리드 보디는 어떻게 만들어질까? 통상적으로 진찰을 할 때 주치의와 암 환자는 이런 대화를 한다.

"운동은 하고 있나요?"

"하루 30분 정도 산책을 해요."

"그거 좋군요. 계속하도록 하세요."

하지만 이런 운동은 의미가 없다. 뇌혈관성 인지증이나 심혈관 질환, 대사 증후군 등의 위험을 줄일 수는 있겠지만, 운동으로 암 치료를 하려면 좀 더 강도를 높여야 한다. 암 환자의 운동 목적은 장수 유전자 스위치를 켜서 온몸의 미토콘드리아 수를 늘리는 것이기 때문이다.

A 씨의 경우 항암 치료의 부작용을 덜기 위해 주 2~3회 근력 운동을 했다. 1주일 동안 하는 운동은 다음과 같다.

- 철봉을 이용한 턱걸이 = 10회 1세트를 10세트(총 100번)

- 팔 굽혀 펴기 = 30회 1세트를 10세트(총 300번)

- 100kg 부하의 레그프레스 10~20회

- 스쿼트 = 50회 1세트를 10세트(총 500회)

이것만으로도 상당한 운동량이다. A 씨는 암 레슬링 경기에도 출전하고 있어서 배트를 사용한 손목 강화 운동과 상완 이두근을 강화하는 덤벨 컬 운동도 병행했다. 이 정도면 암 치료를 위해서라기보다는 거의 운동선수의 트레이닝 내용에 가깝다.

물론 일반적인 암 환자가 A 씨처럼 고강도 트레이닝을 할 필요는 없다. 그러나 심박수를 평상시의 60~80% 정도 올리는 운동 부하는 필요하다. 심박수를 유지함으로써 지방 분해 효소인 리파제가 활성화되어 케톤체가 효율적으로 생성되기 때문이다.

물론 암 환자는 항암 치료 등으로 체력이 떨어진 상태이므로 운동에 부하를 늘리기 힘든 것도 사실이다. 통상의 유산소 운동으로는 리파제 활성에 약 20분이 걸린다고 하며, 그래서는 지방이 분해되기 전에 지쳐서 운동을 중단할 수도 있다.

그러므로 나는 단시간에 심박수를 올린 후 유산소 운동을 하는 방법을 환자에게 권한다. 구체적으로는 '타바타 프로토콜'이라는 인터벌 트레이닝이다. 이 방법으로 운동을 하면 유산소 운동 효과가 빨리 나타나는 데다 기존 유산소 운동의 3배나 되는 지방 분해 효과를 얻을 수 있다.

예를 들어 줄넘기나 근력 운동, 스쿼트 등으로 가볍게 땀을 흘린 뒤에 빠른 속도로 걷기나 가벼운 조깅을 한다. 걷기를 하기 전에 짧게 달리기 운동을 함으로써 유산소 운동으로 신속하게 전환할 수도 있다.

에어로바이크로 유산소 운동을 할 때에도 근력 운동을 먼저 해서 심박수를 높인다.(다만 익숙하지 않은 운동 기구를 사용하면 사고가 나거나 부상을 입을 위험이 있으니 별로 권장하지 않는다.)

하지만 장시간에 걸친 고강도 유산소 운동은 금물이다. 풀 마라톤이나 철인 3종 경기, 장거리 조깅 등 고강도 유산소 운동을 습관적으로 하면 오히려 심장을 약하게 하고 심근에 타격을 입힌다. 이것은 운동이라고 부를 수 없으며, 암 환자는 이런 장시간의 과격한 유산소 운동을 절대 피해야 한다. 암 환자는 15~20분 정도의 유산소 운동이 가장 적절하다.

미니 단식＋고강도 운동

암 치료의 일환으로 하는 운동은 어떤 몸 상태에서 어떤 시점에 하면 될까? 단식이나 차가운 물에서 하는 수영, 마른 수건으로 하는 마찰 등은 예부터 건강을 지키는 방법으로 전해 내려왔다. 힌트는 여기에 숨어 있다.

뇌는 공복 상태가 되거나 추위에 노출되면 온몸에 위험 신호를 보낸다. 이때 장수 유전자 스위치를 켜고 미토콘드리아를 늘리려고 한다. 운동은 이 시점에 하는 것이 최상이다. 앞에서도 썼듯이 내면역 영양 케톤식은 주 1회의 '미니 단식'을 추천하는데, 이때 고강도 운동을 병행하면 미토콘드리아 활성을 더 촉진할 수 있다.

구체적으로는 다음과 같다.

먼저 미니 단식과 운동을 하기 하루 전에는 저녁 식사를 가볍게 하고 공복 상태에서 잠자리에 든다. 다음 날 아침 식사 대신 1큰술의 MCT 오일(약 15g)을 넣은 커피 한두 잔을 마신다. 커피를 싫어하는 사람은 케토제닉 세이크나 MCT 오일 드링크를 마시거나, MCT 오일을 끼얹은 아보카도 반 개를 먹어도 된다.

이렇게 해서 공복감을 느끼는 상태로 11시경부터 유산소 운동을 한다. 공복인데 에너지를 많이 소비해야 하기 때문에 뇌는 에너지가 부족하다고 판단하여 즉시 미토콘드리아를 늘리라는 명령을 온몸에 내린다.

그러나 고지방 면역 영양 케톤식으로 에너지는 사실 충분히 쌓여 있기 때문에 에너지가 부족하다는 뇌의 판단은 착각이다.

이 뇌의 착각을 이용하여 15~20분간 운동을 한다. 그러고 나서 스트레칭을 하고 잠시 휴식을 취한다. 그리고 점심을 먹는데, 그때 면역 영양 케톤식에 GI 지수가 낮은 탄수화물을 하나 더 곁들여 먹는다. 이것은 인슐린 저항성이 나타나지 않도록 탄수화물을 의도적으로 섭취하는 것이다.

공복 시 운동을 한 뒤 탄수화물을 섭취하는 것은 기아 상태에 빠

GI 지수가 55 이하인 탄수화물 식품

식자재	GI 수치		식자재	GI 수치
현미	55		밀가루 전립분 빵	50
오곡미	55		**피타 빵**	55
발아현미	54		하루사메 (녹두 가루로 만든 가늘고 투명한 국수)	26
'건강한 밥' (사라야 제품)	54		파스타(전립분)	50
율무	47		일본산 메밀국수	55
현미죽	47			

※ 밑줄 친 글씨는 면역 영양 케톤식에서 권장하는 식자재

진 정상세포에 탄수화물이 우선적으로 흡수되어 암세포에는 거의 흡수되지 않기 때문이다. 이것은 호메오스타시스(체내 환경을 일정한 상태로 유지하려는 힘)를 유도하는 체내 호르몬이 강하게 작용해서이다. 면역 영양 케톤식을 실천하면서 공복 상태에서 하는 운동은 몸의 내당능(포도당이 섭취되었을 때의 혈당치를 일정하게 유지하는 능력)을 개선하고 인슐린 감수성을 높이는 효과가 있다.

수면의 질을 높인다

암 치료를 할 때는 호메오스타시스를 발휘할 수 있도록 체내 호르몬을 강화하고 정상화하는 작업이 필요하다. 그러려면 무조건 수면의 질을 높여야 한다. 수면계 호르몬은 23시경부터 새벽까지 활발하게 분비된다. 그중 하나인 성장 호르몬은 잠들면 곧바로 분비되는 논렘 수면 시에 집중적으로 분비되며, 단백질 합성과 지방 분해 작용을 촉진한다.

또 졸음을 관장하는 호르몬인 멜라토닌은 잠에서 깨고 14~15시간 후에 분비되기 시작하여 심야에 최고조를 유지하며, 강력한 항산화 작용과 항암 작용을 발휘한다.

아무리 악성도가 높은 암이라고 해도 호메오스타시스를 유도하는 체내 호르몬의 힘에는 당해 내지 못한다. 내 몸이 만들어 내는 강한 힘이 최종적으로 암을 치유하는 것이다.

체내 호르몬을 강화하고 정상화하여 암을 극복하기 위해서라도 암 환자는 늦어도 23시에 취침을 하고 7시 전후에는 기상하는, 일찍 자고 일찍 일어나는 습관을 들여야 한다.

05.
4기암 환자의 케톤식 후일담

1장 마지막에서 「암 4기 진행 재발 대장암, 유방암-단백질과 EPA를 강화한 탄수화물 제한식의 QOL 개선 임상 연구」라는 임상 연구의 중간보고 내용을 소개했다.

임상 실험에 참여한 13명 중 9명이 3개월 이상 면역 영양 케톤식을 지속했는데, 임상 연구를 시작한 지 '3개월 후 현재 중간보고'라는 제한을 둔 상태에서 부분 관해가 6건, 변화 없음이 1건, 악화가 2건으로 78%로 상승한 병세 통제율을 보였다. 그러면 이 9명의 4기 암 환자는 그 뒤 면역 영양 케톤식을 지속하여 어떤 변화를 맞이했을까?

다음은 이 경이로운 사례를 최대한 알기 쉽게 설명한 것이다.

50세 여성의 사례

병력

2013년 12월, 직장 상부의 협착으로 병원 의사로부터 우리 병원을 소개받았다. 정밀 검사 결과 직장암이라는 사실을 알고 저위 전방 절제술(직장을 제거하고 대장과 항문을 바로 연결하는 수술)을 시행했다. 그러나 병리 검사로 림프절 전이가 판명되어 2014년 1월에 재발 예방 목적으로 항암제 FOLFOX4를 12회 투여했다.

그 후 복부 조영 CT 검사로 하장간막동맥 주위 선골전면에 직경 18mm 크기의 재발성 돌기(재발 결절)가 나타났고, PET-CT 검사 결과도 양성이었으므로, 8월부터 경구 항암제(UFT과 유젤)와 방사선 치료를 시작했다.

10월에 촬영한 CT에서는 종양이 축소되기는 했지만 소멸하진 않았으므로 항암제(IRIS) 치료 3쿨(특정한 치료를 하는 일정한 기간, 1쿨은 10일)을 시행했다. 그러나 2015년 1월에 촬영한 CT에서 종양이 커지고 있는 것을 확인했다. 2월부터 항암제 IRIS에 혈관신생저해약인 아바스틴(분자표적약)을 추가하여 면역 영양 케톤식을 병행했다.

3~4월은 케톤체가 나오지 않았고 혈중 총 케톤체도 0.1mM/l 이하였지만, 4월 후반에는 0.498mM/l, 5월에는 0.812mM/l의 케톤체가 생성되었고 종양도 직경 8mm로 축소되었다.

2016년 3월 현재, 종양은 축소된 채 더 이상 커지지 않고 종양 표지도 정상을 유지하고 있다.

꽤 큰 직장암으로, 박리된 면은 수술 표본으로는 음성이었지만 암이 남아 있을 가능성을 부정할 수 없었다. 통상적으로 화학 요법과 방사선 치료를 병행하여 박리 면은 재발하지 않았지만, 이 환자는 일단 종양이 줄어들었다가 다시 커졌기 때문에 상당히 예후가 나쁠 것이라고 예상했다.

그러나 면역 영양 케톤식으로 종양은 더 이상 커지지 않았다. 앞으로는 PET-CT 검사를 하여 포도당과 거의 같은 성질의 플루오로글루코스 흡수가 낮다는 결과가 나오면, 암과 공존하는 상태라고 판단하고 내복약 형태의 항암제로 전환할 예정이다.

60세 여성의 사례

병력

2012년 4월, 건강 검진에서 변에 피가 섞인 '변체혈 양성 반응' 판정이 나와 하부 소화관 내시경 검사를 받았다. 그 후 직장암 진단을 받고 이 병원을 소개받았다.

같은 달 16일, 저위 전방 절제술을 실시한 뒤 반년 동안 경구 항암제 젤로다를 복용했다. 그 후 재발하지 않아 외래 치료를 했지만, 2014년 12월 정기 검사 때 촬영한 CT에서 다발성 폐 전이와 간 전이가 발견되었다.

12월 12일부터 항암제 FOLFOX4를 투여하기 시작했다. 2회째부터 혈관신생저해약인 아바스틴을 추가했고, 면역 영양 케톤식을 병행했다.

2015년 3월까지 항암제 FOLFOX4를 7회 실시했다. 그러자 혈중 총 케톤체 수치가 1.119mM/l로 높아졌고, 심외막에 있는 폐 전이도 소멸되어 4월에 왼쪽 폐 부분 절제술을 받았다.

그 후 세미 면역 영양 케톤식을 계속하여 간으로 전이된 곳에 대해서는 9월에 간 부분 절제술을 받아 완치되었다.

코멘트

2012년 4월에 받은 수술 후 3a기였고 재발 가능성은 20%정도였지만, 수술을 받은 지 2년 8개월째에 받은 검사에서 다발성 폐 전이와 간 전이가 발견되어 환자는 상당히 낙담했다. 그러나 면역 영양 케톤식 요법을 시작한 뒤 3개월 이내에 혈중 총 케톤체가 합격선인 0.1mM/l를 넘었고 심외막 폐에 전이된 종양이 소멸되었다. 그 후 환자는 수술을 받을 수 있었다.

이 환자는 폐 절제술을 시행한 뒤 항암 치료를 하지 않고 면역 영양 케톤식 요법만 지속했다. 그 결과 암이 커지는 것을 억제했을 뿐 아니라 다발 전이도 완치되었다. 탄수화물 제한으로 암의 식량 보급선을 끊자 암이 크게 이동하지 않은 듯하다.

69세 남성의 사례

병력

2014년 8월, 전립샘암에 대해 전립선 적출 수술을 받았다. 수술 뒤에는 화학 요법을 하지 않았지만 정기적으로 치료를 받았다. 그러나 2015년 1월, 복부 조영 CT 검사에서 S 결장암, 다발성 폐 전이, 림프절 전이 판정을 받고 우리 병원을 소개받았다. 절제술 을 할 수 없었으므로 장폐색(이레우스)을 피할 목적으로 S 결장암 만 절제하고 인공 항문을 만들었다.

하지만 그 후 암이 방광과 간, 림프절에도 전이되었다. 혈뇨와 배 뇨 장애를 일으켜 입원, 퇴원을 반복하다가 면역 영양 케톤식을 병행하여 3월부터 항암제 FOLFPX4와 세툭시맙(분자표적약)을 투 여했다. 총 케톤체도 1.176mM/l로 올랐고 배뇨 장애가 금세 개 선되었다.

5월 복부 CT 검사에서는 방광에 전이된 암이 소멸되고 간에 전이 된 10개 종양도 소멸되었다. 림프절 전이도 장경 78mm가 12mm 로 현저히 축소되었다.

2016년 3월 현재, 축소한 림프절 전이가 남아 있지만 PET-CT 검 사로 FDP 흡수가 낮다는 것이 확인되었기 때문에 암이 활동을 중 지하고 공존 상태가 되었다고 판단하여 내복약 형태의 항암제로 바꾸었다.

코멘트

전립샘암 수술을 받은 후 반년 이내에 암이 다시 발병했고 근치 를 위한 절제가 불가능한 상태였기 때문에 나를 비롯해 가족과 본인도 거의 포기한 상태였다.

그러나 수술 후 암이 커졌음에도 본인의 강한 의지와 가족의 지 지를 받고 1년이라는 짧은 기간에 수많은 암을 소멸시키고 현재는 새로운 일을 시작할 수 있는 상태까지 회복했다. 암 치료에도 공존이라는 선택지가 있다는 것을 분명히 알려 준 사례였다.

66세 남성의 사례

병력

2014년 10월, 도쿄여자의대병원에서 대장암 수술을 받았다. 수술 후 종양 표지 수치가 올라갔지만 PET-CT 검사를 했더니 간으로 3군데 전이된 상태였다. TS-1과 옥살리플라틴을 조합한 항암 치료 'SOX 요법'을 실시했지만 부작용이 강해서 중지했다.

그 후 화학 요법은 부작용이 적은 항암제 TS-1만 복용하는 것으로 변경하고, 그와 동시에 2015년 3월부터 면역 영양 케톤식을 시작했다.

그러자 항암제를 약하게 썼음에도 간으로 전이된 암이 축소되고 종양 표지 수치도 낮아졌다. 8월 28일 간으로 전이된 암을 절제하여 완치되었다. 치료 기간 중 최고 케톤체는 0.663mM/l였다.

코멘트

수술 후 얼마 되지 않아 다발성 간 전이가 되어 꽤 낙담한 모양이었다. 그 후 하치오지시의 대체 의료 클리닉에서 식이 요법과 자율 신경 면역 요법을 받았고, 면역 치료를 받기를 원해 내가 외근을 하는 면역 클리닉을 찾았다. 이 병원에서 TS-1의 크로노테라피(시간 치료＝가장 효과적인 시간대에 약을 투여하는 치료 방법)를 시작하자 다발성 전이임에도 예방적 항암제로 부분 관해가 되어 수술로 근치할 수 있었다.

진행성 재발 암인 경우 항암 치료로 암세포가 축소되었다고 기뻐해도 암세포가 항암제 내성을 획득하여 다시 커지는 경우도 있다. 이 환자의 경우 혈중 총 케톤체 수치는 합격 수준은 아니었지만 수술 시점이 무척 좋았다고 생각한다.

57세 남성의 사례

병력

2014년, 회사에서 실시한 건강 검진 변 체혈 검사에서 양성 반응이 나와 진찰을 받았다. 하부 소화관에 내시경 검사를 받았더니 S 결장에 거의 한 바퀴를 돌 정도의 종양이 보여 우리 병원을 소개받았다. CT, CMI 검사에서 6~15mm 크기의 간 전이가 다섯 곳에서 보여 일단 11월에 S 결장 절제술을 실시했다. 그 후 SOX 요법과 아바스틴을 6회 실시했지만 악화 평가를 받았고, 2015년 2월부터 면역 영양 케톤식을 시작했다. 5월 말부터 항암제 FOLFIRI와 벡티빅스(분자표적약)에 의한 요법을 6회 실시했다.

그러자 8월에 실시한 채혈 검사에서 종양 표지 수치가 개선되어 혈중 총 케톤체가 0.871mM/l로 최상으로 올랐다.

그러나 9월이 되자 복부 전체에 통증이 발생해 CT 검사를 받았다. 복구 림프절 전이가 현저하게 나타나더니 그 뒤에도 급격히 간으로 전이되었다. 마지막에는 림프절 종양이 커져서 문맥 폐색이 와서 복수가 찼다. 간 부전으로 10월에 사망했다.

코멘트

이 사례는 항암제가 전혀 듣지 않았다. 식이 요법을 해도 첫 2개월간은 케톤체가 0.27mM/l밖에 생성되지 않았고 다른 사례에 비해 케톤체가 증가하는 모양새가 나빠 내당능에 이상이 있음이 나타났다. 면역 영양 케톤식을 시작하고 첫 3개월 동안 1.0mM/l를 넘었어야 했다.

73세 남성의 사례

병력

변 체혈 반응이 있고, 복부 팽만감이 있어서 진찰을 받았더니 대장암 판정이 나왔다. 정밀 검사 결과, 직장암, 횡행결장암, 다발성 림프절 전이, 다발성 간 전이, 다발성 폐 전이가 보였다. 결장이 협착되어 소화관 통과 장애부터 개선할 필요가 있었기 때문에 2013년 9월, 고위전방 절제술, 횡행결장 부분 절세술, 림프절 곽청(악성 종양의 수술에서 종양 자체의 제거는 물론, 종양 세포의 전이 가능성이 있는 림프절을 가능한 한 한 덩어리로서 제거하는 것)을 했다.

수술 후 다발성 전이에 대해 항암제 FOLEFIRI와 아바스틴을 7회 실시했지만, 손발과 발바닥이 마비되는 등 부작용이 심해서 중지했다. 그 후 항악성 종양제인(경구용 복합 항암제) 론서프를 도입했고, 2015년 2월부터 면역 영양 케톤식을 병행했다.

총 케톤체 최대 0.696mM/l가 생성되었지만 종양은 줄어들지 않았고 그 해 7월에 사망했다.

코멘트

이 사례도 항암제가 전혀 듣지 않았고, 3차 항암 치료부터 면역 영양 케톤식을 병행했다. 면역 영양 케톤식을 시작한 시기가 4기 암 진단을 받고 나서 1년 6개월 뒤인 2013년 9월이었으니 좀 더 빨리 면역 영양 케톤식을 시작했다면 예후를 개선했을 가능성이 있었으리라 추정된다. 그래도 이 환자는 죽기 전날까지 자택에서 생활했으며, 암에 의한 통증도 전혀 없었다.

72세 여성의 사례

병력

2014년 12월, 병원에서 간에 있는 종양에 대해 정밀 검사받으라며 우리 병원을 소개했다. CT 검사, 하부소화관 내시경 검사를 한 결과, 하행결장암과 동시성다발 간 전이라는 진단을 받았다.
2015년 1월에 좌반 결장 절제술을 하고 2월부터 4월까지 항암제 FOLFOX4과 아바스틴을 9쿨 시행했다. 그러자 간에 전이된 암 중 하나가 소멸하고 중간 정맥으로 침윤했던 전이도 축소되어 혈관에서 멀어졌다. 2016년 2월에 수술을 해서 완치되었다.

코멘트

결장암의 다발성 간 전이는 빈번하게 일어나며 앞에서 나온 방식으로 치료하는 경우가 많다. 이 환자는 간에 전이된 종양의 크기는 별로 크지 않았지만 중간 정맥의 근부에 있었으므로 수술을 한다면 부담이 큰 확대우엽 절제술을 해야만 했다. 치료 기간 중의 케톤체도 최고치가 0.634mM/l로 합격선에 도달하지 못한 상태였다. 그러나 다행히도 2차 항암 치료의 마지막 단계에 종양이 축소되어 간 부분 절제술을 시행할 수 있었다. 만약 수술을 하지 못했다면 3차 항암 치료를 받아야 했을 것이다.

70세 여성의 사례

병력

2007년 8월, 오른쪽 유방암에 대해 절제 수술을 받았다. 수술 후에는 방사선 치료와 호르몬 요법을 병행했다. 2009년 5월, 국소 재발해 국소 절제술을 받고 호르몬 요법을 실시했다. 그러나 2010년 5월에 다시 재발하여 국소 절제술을 했다. 그 후 종류를 바꾼 호르몬 요법을 계속했다.

2013년 11월, 왼쪽 유방 절제술을 시행했다. 수술 뒤에는 유방암 요법 중의 하나인 세 종류의 항암제를 조합하는 'FFC 요법'을 시행했고, 2014년 3월부터는 다른 항암제(아브락산)를 단독으로 투여했지만 8월에 촬영한 CT, 뼈 신티그래피(뼈 질환 진단 시 사용하는 뼈 영상)에서 흉골·늑골·흉막·피부 전이 진단을 받았다.

9월부터 에리블린(유방암 치료제)을 투여하기 시작했다. 그러나 전신 권태감이 심하게 나타나 2쿨 도중에 면역 영양 케톤식을 병행하기로 했다. 그 후 총 케톤체 수치가 1.228μM/l가 되어 전신 권태감이 개선되었다. 오른쪽 앞가슴 피부에 전이된 부분도 육안으로 개선되었음을 확인할 수 있었고, 폐로 전이된 종양 중 일부가 소멸했다.

2016년 3월 현재, 암은 축소와 증대를 반복하면서도 몸 전체의 상태는 줄곧 양호하며, 암과의 공존을 지향하며 면역 영양 케톤식과 항암 치료를 받고 있다.

코멘트

첫 수술을 받은 지 이미 9년이 지났지만 몇 차례 재발하여 네 번 수술을 받았다. 호르몬 요법과 항암제가 거의 듣지 않았던 사례이다. 항암제의 부작용에 의해 체력이 상당히 떨어졌지만 본인의 강한 의지와 면역 영양 케톤식을 지속한 덕분에 치료에 강력하게 저항하던 암이 일부 줄어들었고 삶의 질도 확연히 개선되었다.

55세 여성의 사례

병력

2009년 5월, 다른 병원에서 유방암 2a기 진단을 받았다. 3월 말까지 수술 전 항암 치료(위클리 파클리탁셀)을 12회, FFC 요법을 4회 시행했고, 유방 온존 수술 후에는 방사선 치료 25회의 표준 치료를 받았다.

2011년 12월, PET 검사에서 림프절 전이가 한 군데 발견되어 2012년 1월에 림프절 1개를 적출한 후 11월까지 경구 항암제 젤로다를 복용했다. 2013년 1월, 림프절 곽청을 시행했다.

그러나 2014년 3월에 암이 재발했다. 7월에 받은 CT 검사에서는 쇄골 위와 겨드랑이 아래의 림프절에 암이 재발한 것도 확인되었다.

같은 해 9~10월, 다른 병원에서 쇄골 위와 겨드랑이 아래의 림프절을 토모테라피(정상세포를 피하고 환부만 조사할 수 있는 방사선)로 30회 조사하는 치료를 시행했다.

2015년 1월, MRI 검사에서는 암이 축소된 것을 확인했지만, 왼쪽 유방 내에 국소 재발한 것을 발견했다.

조직 분비물을 현미경으로 검사하는 '세포진 검사'와 세포 덩어리를 채취하여 검사하는 '조직 검사'에서 트리플 네거티브(호르몬 요법이나 분자표 적약이 듣지 않는 예후가 나쁜 유방암)로 판명되었다.

2015년 3월, 이 병원의 임상 연구에 참가했다. PET 검사 결과 왼쪽 유방에 1.5cm 크기의 국소 재발이 있었고, 복부 림프절과 간으로 전이된 2cm 크기의 종양이 발견되어 항암제 에리블린을 투여했다. 4월부터는 면역 영양 케톤식을 병용했다.

8월, PET 검사 결과 복부 림프절에 전이된 암이 완전히 소멸했고 간 종양은 2cm에서 1cm 크기로 줄었다. 왼쪽 유방에 재발한 암은 2.3cm으로 커졌지만 항암제에 의해 암세포가 괴사했다고 추정되었다. 다만 오른쪽 가슴 림프절에 전이되었을 가능성이 있으므로 항암제 에리블린을 계속 투여했다.

10월에 촬영한 CT 검사에서 간암이 1cm 정도로 더욱 축소했다.
오른 가슴 림프절의 암은 커지고 있었지만 토모테라피 치료를 한
곳은 순조롭게 작아지고 있었다.
2016년 3월, 현재 눈에 띄게 증상이 나빠지진 않았으며 항암 치
료를 계속하고 있다.

코멘트

유방암 중 가장 치료하기 힘든 '트리플 네거티브' 환자이지만 면
역 영양 케톤식을 시작하자 암이 축소된 사례이다.
본인도 면역 영양 케톤식을 성실하게 실천하며 식사 내용을 기록
했고, 항상 혈중 총 케톤체 수치를 1.0mM/l 이상 유지할 수 있었
던 것이 효과를 보였다고 생각한다.

전환 수술을 하기 위한 지지 요법

지금까지 임상 연구에서 면역 영양 케톤식을 3개월 이상 지속한
9명의 환자의 사례와 경과를 알아보았다.
예전에는 원발소 이외로 전이된 4기암 환자는 근치 수술을 하기
힘들다고 인식되었다. 그러나 최근에는 화학 요법에 의한 종양 축
소와 그와 연동하여 외과적 수술을 시행하여 근치를 시도하는 '전
환 수술(Conversion Surgery)'이 활발하게 시행되고 있다.
내가 임상 연구에 의해 확립한 면역 영양 케톤식 요법은 이 전환

수술을 유도하는 데 크게 기여하고 있다.

앞에서 나온 임상 연구를 봐도 그 효과를 분명히 알 수 있다.

전환 수술(대장암)에 의한 완전 관해가 3건, 부분 관해가 3건, 진행 억제가 1건, 악화로 사망한 것이 2건으로, 관해율 67%, 병세 통제율 78%라는 양호한 성적을 거두었다.

또한 임상 연구 대상이 된 환자 이외에도 면역 영양 케톤식과 병용하여 현저하게 증상이 호전된 환자가 많이 있다. 프롤로그에서도 언급했듯이 3개월 이상의 면역 영양 케톤식 실시를 하여 완전 관해를 비롯한 병세 통제율이 83%에 이르렀다.(2016년 3월)

이런 사례들을 자세히 설명하는 것은 면역 영양 케톤식이 암 치료에서 유의미한 지지적 요법이 될 수 있다는 것을 명확하게 보여준다.

한편 안타깝게도 사망한 2명은 인슐린이나 내복약을 투여하지는 않았지만 모두 2형 당뇨병 경향이 보였다. 그 점에서 당뇨병 환자에게는 탄수화물 제한을 권장할 수 없다는 안타까운 결과가 나왔다. 현시점에서는 확실한 원인이 밝혀지지 않았다.

이론적으로는 2형 당뇨병도 완만한 탄수화물 제한을 시행하면 혈당을 통제하기 쉬워지며 암을 통제할 수 있을 것 같다. 그러나 현실은 그리 호락호락하지 않을 것이다. 이에 관해서는 앞으로의 연구 과제로 남아 있다.

암 환자를 대상으로 한 설문조사에서 '암을 극복할 수 있었던 가장 큰 요인'으로 '마음가짐'과 '식사'가 차지했다. 이 설문 결과는 암을 치유하는 주체는 환자 본인이며, 스스로를 주치의로 삼는 주체적 의사 결정이야말로 암을 치료하는 근본이라는 것을 똑똑히 보여 준다. 그런 의미에서 면역 영양 케톤식을 지속하는 것도 자신의 선택이다. 포기하면 안 된다. 희망을 갖자.

Part 5

면역 영양
케톤식 식단

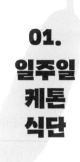

01.
일주일
케톤
식단

면역 영양 케톤식을 실시할 때는 균형 잡힌 영양 섭취를 하도록 주의해야 한다. 그러려면 일주일간의 주식의 큰 흐름을 파악해야 한다.

아침 식사는 채소 중심으로 가볍게 하고, 점심 식사는 단백질을 충분히 섭취하며, 저녁 식사는 자기 양의 80% 정도만 섭취한다. 밤에는 다소 공복감을 느끼며 잠자리에 든다.

국과 반찬 3개, 또는 국과 반찬 2개가 기본이다. 점심 식사가 생선 요리라면 저녁 식사는 닭고기 중심의 고기 요리를 하는 등 같은 종류의 요리는 되도록 피한다. 아마씨유와 MCT 오일은 식사할 때 반드시 섭취한다.

이미 설명했듯이 아마씨유의 하루 섭취량은 원칙적으로 30g이다. 이것을 15g씩 두 번 섭취한다. 샐러드용으로는 수제 아마씨유 드레싱이나 수제 아마씨유 마요네즈를 사용하면 좋다.

MCT 오일은 하루에 몇 번 나누어 60~80g을 섭취하되, 가능하면 100g을 목표로 한다. 앞서 소개한 케토제닉 셰이크나 MCT 오일 드링크, 대두 레틴 등 건강 보조 식품 등을 섭취하면 MCT 오일을 어렵지 않게 체내로 흡수할 수 있다.

추정 혈중 케톤체 지수를 9.0mM/l나 생성한 A 씨(파트 2 참조)는 MCT 오일을 그대로 섭취하기도 했고, 곧 설명할 MCT 오일이 들어간 '아몬드 밀크 라떼'를 즐겨 마셨다.

어느 환자의 일주일 식단

A 씨는 매일 식사 내용을 공책에 기록하고 있다. A 씨의 일주일 간 식단은 다음과 같다.

A씨의 일주일 식단의 대략적인 내용

	조식	중식	석식
월요일	채소 샐러드 또는 채소 스무디 달걀 요리, 모즈쿠	생선 요리(황새치)	닭고기 요리
화요일	동일	소고기 요리	생선 요리(정어리)

수요일	동일	생선 요리(가다랑어회)	돼지고기 요리
목요일	동일	생선 요리(참돔회)	돼지고기 요리
금요일	동일	생선 요리(방어, 꽁치)	닭고기 요리
토요일	동일	소고기 요리	생선 요리(참치회)
일요일	동일	생선 요리(꽁치 통조림)	닭고기 요리

※ 국물 요리에 반찬 3가지 → 국물 요리에 반찬 2가지 또는 3가지 이내를 기본으로 한다.

2015년 11월 24일

체중 57kg, 요(尿) 중 케톤체 +2

- 조식＝커피(연하게 볶은 원두와 진하게 볶은 원두를 섞은 것, MCT 오일 15g을 넣는다.), 아마씨유 7.5g
- 오전 중에 병원에서 항암 치료와 온열 치료를 받았다.
- 항암 치료 중 간과 췌장이 이어진 곳에 발 지압 마사지(발바닥에 있는 간과 췌장의 반사구를 지압했다.)를 받았다.
- 중식＝미트 소스(탄수화물 제로)로 간한 연골이 들어간 돼지고기 경단, 브로콜리, 방울토마토, 달걀 프라이
- 저녁 간식＝두부 칩, 잔멸치와 건새우
- 수소 흡입
- 수소 목욕(수소 발포제를 욕조에 넣은 뒤 입욕한다.)
- 석식＝일본식 계란찜, 새우 칠리 샐러드(새우, 샐러드 채소, 두반장,

마요네즈, 토마토케첩), 카레 우동(탄수화물 0g 면, 카레 가루, 나메코, 느티만가닥버섯, 대파, 양파, 닭가슴살)

- 식후 디저트＝여름 귤로 만든 한천 젤리, 사과 한천 젤리, 아몬드 밀크 라떼, 아마씨유 7.5g

코멘트

나는 환자에게 매일 수소수 500g 이상을 마시라고 권했다. 특히 항암제를 투여하는 날로부터 2~3일은 항암제 투여로 발생하는 나쁜 활성 산소인 수산화라디칼을 제거하기 위해 A 씨처럼 수소 흡입과 수소 목욕을 겸하는 것도 중요하다. 그러면 부작용이 줄고 경우에 따라서는 탈모도 최소한으로 할 수 있다.(학회 발표에 이용한 증빙 자료의 내용에 근거하여 수소 효능을 생각했다.)

또한 발바닥에는 각 장기와 이어진 경혈이 있다. 그곳을 지압함으로써 경로 상에서 해당하는 장기의 혈액 순환이 늘어나는 것이 과학적으로도 증명되었다. 이것은 항암제가 그 장기에 효율적으로 흘러 들어가는 것을 의미한다. 침구사이기도 한 A 씨는 항암제를 투여할 때마다 발 지압 마사지를 했다.

아몬드 밀크 라떼는 A 씨가 고안한 디저트로 설탕을 전혀 넣지 않은 아몬드 밀크에 나한과 추출물, 코코넛밀크 파우더, MCT 오일 20g을 넣은 것이다.

파우더가 쉽게 녹도록 전자레인지 등으로 데워서 마셨는데, 장 흡수성도 좋아 MCT 오일을 효율적으로 섭취할 수 있는 음료로 좋다.

아마씨유는 원칙적으로 하루에 30g이지만, 그 무렵의 A 씨는 하루 15g만 섭취했다.(7.5g을 2회) 이것은 검사 데이터의 EPA 농도를 보고 내가 지시한 양이다.

공책에는 쓰여 있지 않았지만, 췌장에 원발소가 있는 A 씨는 우방자 우린 물을 아침저녁으로 꼬박꼬박 마셨다.

11월 25일

체중 57kg, 요 중 케톤체 +2, 기분과 몸 상태는 보통

- 아침 식사와 점심 식사 겸용＝커피, 아마씨유 7.5g, 프렌치토스트(달걀, 두유, 나한과 추출물로 적신 밀기울 빵을 코코넛오일로 굽는다. 두유 휘핑, 나한과 추출물로 거품을 낸 크림을 곁들인다.), 밀푀유 돈가스. 채소 볶음(브로콜리, 아스파라거스, 느티만가닥버섯, 베이컨, 마요네즈), 감 두 쪽

- 근력 운동

- 수소 흡입→수소 목욕(수소를 흡입한 뒤 수소 발포제를 욕조에 넣고 입욕한다.)

- 저녁 식사＝닭가슴살 함박스테이크(닭가슴살, 두부, 숙주, 차조기 잎, 생강, 된장), 말린 다시마로 말아서 절인 오징어, 달걀 반숙 장조림, 미역줄기 매실 무침, 커피 젤리(두유 휘핑크림을 곁들인다.), 아보카도, 레몬 껍질과 사과의 나한과 추출물 조림(물 약간), 스파클링 레몬 맛(탄수화물 0), 아몬드 밀크 라떼

코멘트

당시 A 씨에게 투여한 것은 젬자주와 아브라키산이라는 항암제

였다. 젬자주의 부작용은 별로 없었지만 아브라키산에는 말초 신경 장애나 골수 억제, 때로는 뇌신경 마비 등의 부작용이 나타날 수 있으므로 신중하게 결정해야 하는 항암제 중 하나이다.

그러나 투여한 다음 날 A 씨는 '기분과 몸 상태가 보통'이었다. 식사 내용이 말해 주듯이 식욕도 떨어지지 않았다. 그러기는커녕 근력 운동까지 했다.

이것은 면역 영양 케톤식과 수소 흡입 등으로 항암제로 인한 부작용이나 체력 저하를 최소화했기 때문이다.

또 A 씨가 디저트로 먹은 사과 껍질에는 폴리페놀의 일종인 안토시아닌과 프로시아니딘 등이 풍부하게 함유되어 있는데, 이는 정장 작용과 면역력 향상에 발군의 효과를 발휘한다. 레몬 껍질에는 항산화력이 강한 비타민 C가 100g 중 50mg이나 함유되어 있다. 사과나 레몬 과즙에는 탄수화물이 함유되어 있으므로 껍질만 먹는 방법은 탄수화물 제한이라는 측면과 높은 영양가를 얻는다는 의미에서 무척 효과적이다. 다만 이 경우 농약을 치지 않은 것이어야 한다.

11월 26일

체중 57.2kg, 요 중 케톤체 +1~2 사이, 기분과 몸 상태 나쁨

● 아침 겸 점심 식사＝커피, 아마씨유 7.5g, 콩비지 그라탕, 돼지고기와 배추의 밀푀유 구이(밑국물로 살짝 조린 것으로 간장, 나한과 추출물, 생강, 쪽파로 만든다.), 다진 돼지고기와 다진 닭고기를 넣은 연근 구이, 양상추, 어린잎 채소, 방울토마토

- 발 지압 마사지
- 저녁 식사＝생선회(참돔, 소라), 닭 연골(닭 흉골 끝에 있는 연골), 닭 꼬치(심장 부분) 구이, 시금치 볶음(마늘, 베이컨), 연어와 브로콜리, 느티만가닥버섯 머스터드소스 구이, 채소 스무디, 레몬 맛 스파클링(탄수화물 0), 레몬 껍질과 사과 껍질의 나한과 추출물 조림, 여름 귤로 만든 한천 젤리, 아몬드 밀크 라떼, 아마씨유 7.5g

11월 27일

체중 56.15kg(아침), 57.1kg(밤), 요 중 케톤체 +1~2사이, 기분과 몸 상태 양호

- 아침 식사＝커피, 아마씨유 7.5g, 아보카도 씨를 우린 물
- 근력 운동
- 점심 식사＝아스파라거스와 매육(매실의 과육을 갈아서 만든 퓌레)의 돼지고기 말이, 시금치, 어린잎채소, 방울토마토, 콩비지 찐빵(두유 무스를 곁들임), 감 두 쪽
- 저녁 식사＝고깃집(친구와 외식, 모두 소금 양념)
- 집으로 돌아온 뒤 채소 스무디, 여름 귤로 만든 한천 젤리, 사과 한천 젤리, 아몬드 밀크 라떼, 아마씨유 7.5g, 아보카도 씨를 우린 물

코멘트

아보카도 씨를 우린 물은 아보카도의 씨를 갈거나 찧어서 만든 것을 300~500cc 정도의 물에 넣고 10분 정도 끓인 것이다.

아보카도 씨에는 아보카도 전체의 약 70%의 필수 아미노산이 함유되어 있고, 폴리페놀의 일종이며, 항종양 효과가 있는 후라보노와 항염증 효과가 있는 트리텔펜이 함유되어 있다. 심장이나 혈관 장애를 예방하여 면역 기능을 향상시키는 등 아보카도 씨를 우린 물에 많은 효능이 있다.

11월 28일

체중 56.65kg, 요 중 케톤체 +3

- 아침 식사＝커피
- 친구와 등산(다카오산, 해발 고도 599m)
- 점심 식사＝구운, 닭고기 경단(등산하기 전에 구입), 팽이버섯과 생강초 절임 돼지고기 말이, 계란말이, 브로콜리, 방울토마토 (미리 케톤식 도시락을 지참하였다.)
- 저녁＝샐러드, 마카로니 그라탕, 치킨 카레 필라프(패밀리 레스토랑)
- 귀가 후＝구운 경단, 달걀 장조림, 두부 칩, 탄수화물이 없는 초콜릿, 레몬 껍질과 사과 껍질의 나한과 추출물 조림, 스무디, 아몬드 밀크 라떼

코멘트

A 씨는 주 2~3회 근력 운동을 한다. 28일에는 아침에 MCT 오일이 들어간 커피만 마시고 친구와 등산을 했다. 그날은 미니 단식과 운동(등산)을 겸하여 탄수화물을 섭취하기로 한 듯하다.

산에 오른 뒤 A 씨는 가지고 온 케톤식용 도시락 이외에 구운 닭고기 경단을 먹었다. 그리고 산을 내려온 뒤에 패밀리 레스토랑에서 마카로니 그라탕과 치킨 카레필라프를 먹고 집에 온 뒤에는 등산 전에 사둔 경단을 하나 더 먹었다.

이 날은 약 200g 이상의 탄수화물을 섭취했을 것이다. 이러면 보통은 케톤체가 생성되지 않는다. 요 중 케톤체도 마이너스가 되어 플러스로 전환되려면 며칠이 걸리는 것이 일반적이다.

그러나 A 씨의 다음 날(29일) 요 중 케톤체는 +1, 그다음 날(30일)에는 +2가 되었다. 이것은 면역 영양 케톤식과 운동을 지속한 A 씨의 대사가 '케톤체 엔신'으로 바뀌어서 이른바 '하이브리드 보디'로 변했음을 나타낸다. 이런 하이브리드 보디가 일단 형성되면 탄수화물을 섭취하여 해당계로 전환되어도 탄수화물을 제한하면 다시 케톤체가 생성된다.

11월 29일

체중 57.4kg, 요 중 케톤체 +3, 기분과 몸 상태 양호

- 아침 겸 점심 식사＝커피, 해파리 냉채, 미트 소스 파스타, 삶은 달걀 2개, 아마씨유 7.5g
- 우에노 공원에서 암 레슬링
- 피트니스 센터에서 근력 운동(1시간)
- 저녁 식사＝친구와 고깃집, 소 안창살, 돼지 갈매기살, 소 간, 대창(전부 소금 양념)
- 집으로 돌아온 뒤 닭꼬치 통조림(탄수화물 0.6g), 편의점 어묵(달

걀 2개, 곤약 2개, 무 1개, 실곤약 1개), 두부 칩, 탄수화물이 없는 초콜 릿, 아몬드 밀크 라떼, 아마씨유 7.5g

11월 30일

체중 57.25kg, 요 중 케톤체 +2, 기분은 좋지만 몸 상태는 보통

● 아침 겸 점심 식사＝커피, 아마씨유 7.5g, 밀기울 빵 프렌치토 스트, 전날 먹었던 해파리 냉채, 달걀말이

● 저녁 식사＝ 회(오징어, 새우, 연어), 방어 샤브샤브(무탄수화물 폰즈 소스, 고춧가루), 전골 요리(아귀, 대구, 얇게 썬 무, 배추, 쑥갓, 팽이버섯, 두부, 유자, 대파, 폰즈 소스, 고춧가루), 여름 귤 한천 젤리, 사과 한천 젤리, 말린 감 1개, 두부 칩, 호두, 아몬드 밀크 라떼

이상이 A 씨의 일주일 식사 내용이다.

하루 섭취 칼로리는 정확히 계산하진 않았지만, 하루 동안 섭취 하는 탄수화물량은 11월 28일의 등산을 한 날을 제외하면 40g 이하 로 잡았다.

마음에 걸리는 부분이라면 어류보다 육류가 다소 많다는 것이다. 되도록 생선과 고기의 비율을 역전시킨다면 식사 내용이 더 좋아질 것이다.

여기서 눈에 띄는 것이 아침 겸 점심 식사이다. 이것은 암에 여분 의 영양을 주지 않기 위해서라도 필요하다. A 씨의 경우 단백질은 충

분히 섭취하고 있고 지방(생선회나 MCT 오일, 아마씨유 등)도 부족하지 않게 섭취하고 있으므로 아침 겸 점심 식사를 해도 별 문제가 없다.

다만 기상 시간이 늦어졌기 때문에 아침 겸 점심 식사를 한 것이라면 생활 습관을 개선해야 한다. 앞서 말했듯이 수면 호르몬에는 강한 항산화 작용과 항암 작용을 하고 호메오스타시스 효과를 유도하는 작용도 한다.

체내 환경을 일정하게 유지하려는 호메오스타시스 작용은 어떤 약제보다 뛰어나다. 암세포도 그 힘을 능가할 수는 없다. 호메오스타시스를 효과적으로 작용하게 하기 위해서도 암 환자는 일찍 자고 일찍 일어나는 규칙적인 생활 습관을 들여야 한다.

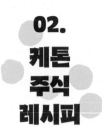

02.
케톤
주식
레시피

케톤식 메뉴는 아주 간단하다. 일반 매장에서 구입할 수 있는 식자재로 다양한 탄수화물 제한 레시피 책을 참고해서 메뉴를 짜면 된다.

여기서 강조하고 싶은 것은 이 식이 요법이 지향하는 바는 암 치료이지 다이어트가 아니라는 점이다. 그러므로 이상적인 체중 역시 식사에 의한 면역력 강화라는 관점에서 설정한다.

면역 영양 케톤식 레시피는 영양 관리사이자 로카보 요리 연구가인 아소 레이미 씨의 협조를 받았다. 아소 씨는 내가 실시한 임상연구에 1년간 참여했으며, 현재 '암 치료 세미나'에서도 강연하고 있다.

아소 씨는 환자를 위해 많은 레시피를 만들었다. 메뉴만 보면 잘 모를 수도 있지만, 아소 씨가 만든 레시피에는 항암제 성분을 해독

하고 면역력을 올리는 요소가 충분히 담겨 있다.

면역 영양 케톤식에서는 아소 씨의 지식과 경험을 빌려 주식 대체 레시피도 풍부하게 갖추었다.

먼저 슈퍼 케토제닉(1일 탄수화물 20g 이하)용 주식 대체 레시피를 몇 가지 소개하겠다.

스시 두부밥

(1인분 = 탄수화물 2.6g, 단백질 33.8g, 지방 27.8g, 칼로리 416kcal)

재료(2인분)

두부 1모(300g), 붉은 참치 100g, 저염 간장 0.5큰술(9g), 차조기 10장, 양하 2개, 혼합 식초(곡물 식초 2큰술, 나한과 추출물 1작은술), 연어알 60g, 달걀 1개, 껍질콩 4개, 잘게 자른 김 적당량

만드는 법

① 4~5mm 두께로 썬 참치를 저염 간장에 버무린다.

② 두부를 면보에 싸서 물기를 빼고 으깬다. 프라이팬에 중불로 고슬고슬해질 때까지 볶아 두부밥을 만든다.

③ 차조기를 잘게 찢고 양하를 얇게 썰어서 찬 물에 담갔다가 물기를 뺀다.

④ 프라이팬으로 계란 지단을 부쳐서 가늘게 썬다.

⑤ 물에 소금 한 꼬집을 넣고 끓인다. 껍질콩을 끓는 물에 1분간

삶고 찬 물에 식힌 다음 물기를 제거하고 잘게 썬다.

⑥ 두부밥에 혼합 식초를 넣어 섞은 뒤 저염 간장에 버무린 참치와 채소 고명(차조기, 명하, 껍질콩)을 반 정도 섞어 그릇에 담는다. 나머지 채소 고명과 연어알, 계란 지단, 잘게 썬 김을 얹어 낸다.

코멘트

두부밥은 식물성 단백질 강화한 두부 요리로 주식을 대체할 수 있는 중요한 메뉴이다. 하지만 암 환자들에게는 인기가 없어 이 요리를 주식으로 삼는 사람은 거의 없다.

그러나 원래 물기가 많은 두부밥도 지라시 스시로 만들면 꽤 맛있게 먹을 수 있다. 식물성과 생선의 단백질, EPA도 강화되므로 면역 영양 케톤식에는 최적이다.

식초에는 일반적으로 탄수화물이 많이 함유되어 있지만 '지라시 스시' 2인분에 들어가는 혼합 식초는 30g이고, 탄수화물은 2g에 불과하다. 1인분으로 환산하면 겨우 1g이므로 탄수화물 제한 합격선에 여유롭게 들어간다. 그리고 탄수화물 0인 나한과 추출물과 소금을 약간 추가하면 훌륭한 '탄수화물 제로 식초밥'이 완성된다.

카레 우동

(1인분 = 탄수화물 6.6g, 단백질 33.8g, 지방 27.8g, 칼로리 412kcal)

재료(2인분)

탄수화물 0g 면 2봉지, 닭 넓적다리살(껍질 제거) 150g, 대파 반 개, 카레 가루 1.5 큰술, 다시마와 가다랑어포로 낸 육수 3컵, 간장 1.5큰술, 나한과 추출물 1큰술

만드는 법

① 닭고기는 한입 크기로 자르고 대파를 4cm 길이로 자른다.

② 냄비에 카레 가루를 넣고 볶는다.(인스턴트 카레는 안 된다.) 카레 향이 퍼지면 육수와 간장, 나한과 추출물을 넣는다. 국물이 끓 으면 ①을 넣고 5~6분간 끓인다.

③ ②가 끓으면 탄수화물 0g 면을 넣고 한소끔 끓인다.

코멘트

면류는 면역 영양 케톤식 실험자가 최고로 '먹고 싶어 하는' 메뉴 중 하나이다. 탄수화물을 제한한 소이도르(100% 콩으로 만든 면)를 이용한 라면이나 국수도 저탄수화물 소스를 이용하여 만들 수 있 다. 이때 꼭 단백질이 들어 있는 토핑을 넣어 칼로리를 높이도록 하자. 국물에는 염분이나 탄수화물이 많으므로 전부 마시지 않도 록 한다.

케토제닉 수제 버거

(1인분 = 탄수화물 5.1g, 단백질 31.9g, 지방 19.1g, 칼로리 358kcal)

재료(4인분)

대두 전립분 피타 빵 8개, 다진 양파 약간, 양상추 8장, 피클, 고기 패티(다진 돼지 고기와 쇠고기, 또는 닭고기 총 300g, 두부 1모, 달걀 1개, 소금 0.5작은술, 후추 약간, 올리브오일 1큰술), 저탄수화물 케첩 1큰술, 머스터드 적당량

만드는 법

① 두부를 키친타월로 감싸 접시로 약 30분간 올려놓는다.(전자레인지로 2~3분 가열해도 된다.)

② 볼에 다진 고기와 달걀, 소금, 후추를 넣고 잘 섞는다. ①을 넣고 잘 섞은 뒤 4등분한다.

③ 올리브유를 달군 프라이팬에 ②를 넣고 중불에서 2~3분 구웠다가 뒤집어서 다시 덮어서 3~4분 굽는다. 키친타월에 놓고 기름기를 제거한다.

④ 피타 빵을 데운다.

⑤ 따뜻해진 피타 빵에 케첩 1큰술을 바르고 머스터드를 스푼으로 두세 곳 찍듯이 바른다.

⑥ 다진 양파를 뿌리고 양상추 2장을 놓는다. ③의 구운 패티를 한 장 놓고, 피클을 얹고, 피타 빵을 덮으면 완성된다.

코멘트

패스트푸드는 암 환자가 먹기에 나쁘다고 생각하기 쉽지만, 대두 전립분 피타 빵과 두부 햄버그를 사용하면 단백질을 강화한 면역 영양 케톤식으로 변신한다. 닭가슴살이나 소고기, 돼지 넓적다리 살로 직접 만들면 나만의 수제 햄버거를 완성할 수 있다.

두부 해물죽

(1인분 = 탄수화물 4.6g, 단백질 45.0g, 지방 7.1g, 칼로리 277kcal)

재료(2인분)

두부 150g, 달걀흰자 1개, 닭가슴살 150g, 도미회 50g, 가리비 2개, 단새우 6마리, 다시마와 가다랑어포로 낸 육수 1.5컵, 소금과 후추 약간, 고명(10cm 길이의 파채 약간, 생강즙 약간, 다진 쪽파 약간)

만드는 법

① 닭가슴살의 힘줄을 제거하고 가로세로 3~4mm 크기로 썬다. 물 50cc를 넣은 프라이팬을 달구고 작게 썬 닭가슴살과 두부 150g, 달걀흰자 1개를 넣고 으깨어 가며 볶는다.
② 도미와 가리비를 깎아썰기한다. 단새우는 껍질을 벗기고 새우 등에서 내장을 뺀다.
③ 작은 냄비에 육수와 소금, 후추를 약간씩 넣고 중불에서 끓인 후 ①을 넣는다. 다시 한번 끓으면 ②를 넣고 끓인 후 그릇에 담고 고명을 얹는다.

코멘트

앞에서도 말했지만 귀중한 주식 대체식인 두부밥은 너무 담백해서인지 환자에게 인기가 별로 없다. 그러나 두부로 죽을 만들어 보면 어떨까? 닭가슴살이 들어가므로 원래의 두부밥보다 맛있게 먹을 수 있을 것이다.

닭고기 버섯 파스타

(1인분 = 탄수화물 2.7g, 단백질 23.9g, 지방 17.2g, 칼로리 303kcal)

재료(1인분)

소이도르 1봉지, 올리브오일 1큰술, 닭가슴살 100g, 만가닥버섯 한 줌, 멸치 가루
1작은술

만드는 법

① 닭가슴살을 깍둑썰기하고 마늘은 잘게 다진다. 만가닥버섯은
먹기 좋게 가른다.

② 소이도르은 냄비에서 끓는 물에 3분 간 삶은 뒤 체에 건져서
물기를 뺀다.

③ 프라이팬에 올리브오일을 넣어 달군 뒤 마늘, 닭가슴살, 만가
닥버섯을 넣고 볶는다.

④ ②의 소이도르을 넣고 함께 볶는다.

⑤ ④에 멸치 가루, 소금과 후추, 간장을 넣고 볶은 다음 접시에
옮겨 담고 파와 김을 뿌리면 완성된다.

코멘트

소이도르 1봉지에는 탄수화물은 0.9g, 식물성 단백질은 11.9g으
로 탄수화물 0g 면보다 훨씬 많은 단백질이 들어 있다. 암 치료를
하려면 면역 지표인 알부민 수치를 올려야 하므로 탄수화물 제한
면을 먹을 때는 이 레시피처럼 닭가슴살 등으로 단백질을 강화해

야 한다. 피로 회복 효과가 뛰어난 이미다졸 디펩티드도 함께 섭취할 수 있기 때문에 항암제 투여 시 피로 회복에도 좋다. 또 마늘과 만가닥버섯은 면역력을 강화한다.

돈가스 덮밥

(1인분 = 탄수화물 5.4g, 단백질 54.3g, 지방 21.2g, 칼로리 439kcal)

재료(1인분)

밥(두부 150g, 달걀 1개), 두툼하게 썬 돼지 안심 2장(130g), 말린 콩비지 가루, 달걀 2개, 육수(나한과 추출물, 탄수화물 0 정종, 저염 간장 등), 쌀기름 500cc

만드는 법

① 두부의 물기를 빼고 손으로 잘게 부순다. 두부를 기름 없이 볶아 물기를 없앤다. 달걀을 넣고 두부 표면을 코팅하듯이 중불에서 버무린다. 고슬고슬해진 두부를 그릇에 담는다.

② 돼지 안심 2장을 풀어 놓은 달걀에 담그고 말린 콩비지 가루를 묻힌다.

③ ②의 돼지 안심 2장을 180도의 쌀기름으로 표면이 갈색이 될 때까지 튀긴다.

④ 돈가스를 썰어서 냄비에 넣은 다음 밑 국물을 붓고 끓인다. 국물이 끓으면 풀어 놓은 달걀을 3/4 정도 넣고 뚜껑을 덮는다.

⑤ 달걀이 반숙 상태가 되면 불을 끈다. 나머지 1/4을 둘러 가며

붓고 뚜껑을 덮은 채로 남은 열로 데운다.

⑥ ①의 밥에 ⑤를 얹으면 완성된다.

코멘트

두부밥 대신 곤약밥 반 공기(약 75g)와 만난히카리(밥과 섞으면 33%

칼로리가 낮아지고 식이 섬유는 현미밥의 2배가 되는 식품) 1봉지(약 75g)를

섞은 밥을 사용해도 되지만, 이 역시 탄수화물량이 17g이나 되므

로 이것도 가끔 먹거나 미니 단식, 운동을 한 뒤에 먹도록 하자.

돼지 안심은 암이 좋아하는 포화 지방산이 적다.

03.
케톤
반찬
레시피

아소 씨의 협조를 받아 면역 영양 케톤식의 반찬 레시피도 마련했다. 그중 몇 가지를 소개하겠다. 모두 슈퍼 케토제닉용 조리 방식을 따른 것이다.

닭가슴살 스튜

(1인분 = 탄수화물 3.6g, 단백질 14.6g, 지방 7.2g, 칼로리 138kcal)

재료(2인분)

코코넛밀크 100ml, 물 180ml, 닭가슴살 100g, 소송채 120g, 잎새버섯 50g, 양파 40g, 마기 부용(마기사의 부용이라는 콩소메의 일종) 1개(4g), 시오코지(누룩과 소금, 물을 섞어 발효·숙성시킨 일본의 전통적인 조미료), 깨소금 약간, 올리브오

일 1작은술

만드는 법

① 닭가슴살은 적당한 크기로 자른다. 소송채는 반으로 자르고 양파도 5mm 폭으로 자른다.

② 프라이팬에 올리브오일을 넣고 닭가슴살, 채소(소송채, 잎새버섯, 양파)를 볶는다.

③ ②가 익으면 물과 코코넛밀크, 마기 부용을 넣고 한소끔 끓인다.

④ 시오코지와 깨소금으로 간을 하면 완성된다.

코코넛 치킨 카레

(1인분 = 탄수화물 6.9g, 단백질 19.7g, 지방 48.4g, 칼로리 503kcal)

재료(2인분)

닭가슴살 200g, ☆(카레가루 1큰술, 울금 1작은술, 쿠민 1작은술), 버터(뉴질랜드산) 30g, 토마토 캔 100g, 코코넛밀크 200g, 물 100cc, 시오코지 2작은술, 나한과 추출물 1큰술, 간 마늘 1작은술, 간 생강 1작은술, 인스턴트 커피 2작은술, 마기 부용 1개

만드는 법

① 닭가슴살은 껍질을 제거하고 한입 크기로 자른다. ☆과 닭고

기를 섞는다.

② 냄비에 버터를 녹이고 마늘과 생강을 볶는다.

③ 마늘과 생강 향이 나면 ①을 넣고 약불에서 1분간 볶는다.

④ 토마토 캔은 물 100cc를 넣고 믹서기로 갈은 뒤 ③에 섞는다.
끓어오르면 토마토의 산미를 없애기 위해서 뚜껑을 덮고 5분
간 끓인다.

⑤ ④에 닭가슴살을 넣고 잘 섞는다. 끓어오르면 뚜껑을 덮고 약
불에서 5분간 더 끓인다.

⑥ 코코넛밀크와 시오코지, 나한과 추출물, 인스턴트커피, 마기
부용을 넣고 한소끔 끓인다.

코멘트

밀가루가 들어간 카레루는 절대 사용하면 안 된다. 기본적으로
향신과가 풍부하게 들어 있는 태국 카레로 만들자. 향신과는 소
화 흡수를 돕고 식욕을 증진하고 피로 회복에 좋다.

간장 고등어조림

(1인분 = 탄수화물 1.5g, 단백질 10.7g, 지방 5.8g, 칼로리 106kcal)

재료(4인분)

고등어 4토막, 생강 1톨, 저염 간장 50cc, 수제 미림(물 50cc, 탄수화물 제로 정종
50cc, 나한과 추출물 2.5큰술), 시오코지 1작은술

만드는 법

① 등 부분을 위로 한 고등어에 시오코지를 뿌리고 20분간 재운다.

② 고등어의 끈기와 냄새를 제거하기 위해 껍질 쪽에 뜨거운 물을 끼얹는다.

③ 수제 미림과 생강을 편으로 썬 것을 프라이팬이나 냄비에 넣고 한소끔 끓인다.

④ ③에 등 쪽을 위로 한 고등어를 넣는다. 뚜껑을 덮고 약불에서 3분간 조린다.

⑤ 3분 후 간장을 넣고 뚜껑을 덮고 약불에서 10분간 조린다.

⑥ 10분 후 중불로 숟가락으로 등 쪽에 국물을 끼얹으면서 국물이 없어질 때까지 조린다.

코멘트

보통 조림 요리는 미림이나 설탕을 사용하기 때문에 면역 영양 케톤식 요법을 시행할 때는 먹지 않도록 한다. 그러나 슈퍼 케토제닉용 조리법에서는 나한과 추출물이나 탄수화물 제로 정종으로 수제 미림을 만들어서 이 문제를 해결했다.

콩가루 전갱이 튀김

(1인분 = 탄수화물 5.8g, 단백질 24.6g, 지방 8.3g, 칼로리 211kcal)

재료(2인분)

전갱이 2마리, 소금과 후추 적당량, 물 2큰술, 콩가루 3큰술, 콩비지 가루 적당량,

채썬 양배추, 브로콜리와 방울토마토 적당량

만드는 법

① 전갱이를 세 장 뜨기하고 잔뼈를 제거한 뒤 소금과 후추를 가볍게 뿌려서 밑간을 한다.

② 물과 콩가루를 섞은 다음 달걀을 넣고 다시 잘 섞는다.

③ ②에 전갱이를 담근다.

④ 전갱이 양면에 손을 꾹꾹 누르듯이 콩비지 가루를 묻힌다.

⑤ ④를 180도의 기름에서 튀긴다. 튀김옷이 갈색이 되면 건져서 기름기를 뺀다.

⑥ 전갱이 튀김을 접시에 담고 채 썬 양배추와 브로콜리, 방울토마토를 곁들인다.

코멘트

생선류는 조리거나 볶으면 비타민과 EPA에 손상을 입는다. 특히 튀긴 것은 EPA가 50%나 감소된다. 회로 먹을 것을 권하지만 매일 회만 먹으면 스트레스가 쌓일 것이다. 영양을 확보하면서 음식을 즐기려면 때로는 이렇게 만들어 먹을 수도 있다.

04.
케톤
샐러드
레시피

면역 영양 케톤식에서는 단백질과 EPA 강화뿐 아니라 식이 섬유 섭취에도 중점을 둔다. 그러므로 하루의 채소와 버섯류 섭취 기준을 350~500g으로 정하도록 한다. 이를 위해 저탄수화물 샐러드 레시피를 준비했다.

버섯 참치 샐러드

(1인분 = 탄수화물 0.5g, 단백질 10.5g, 지방 18.2g, 칼로리 214kcal)

재료(2인분)

브로콜리 새싹 40g, 콩나물 100g, 잎새버섯(또는 느티만가닥버섯) 50g, 양상추 4장, 참치 통조림 1캔, 드레싱(참기름 2작은술, 수제 아마씨유 마요네즈 1큰술, 간

깨소금 약간), 구운 김

만드는 법

① 잎새버섯, 콩나물을 각각 살짝 데친다. 잎새버섯은 물기를 짜고 먹기 좋은 크기로 썬다.

② 볼에 잎새버섯, 콩나물, 참치캔(국물도 함께)을 넣고 간을 보면서 드레싱을 끼얹는다.

③ 접시에 양상추를 깔고 ②를 담은 다음 깨끗하게 씻은 브로콜리 새싹을 얹는다.

코멘트

설포라판이 들어 있는 브로콜리 새싹은 슈퍼 푸드의 일종이다. 간에서 해독 효과가 높고 효과가 3일 이상 지속되기 때문에 3일에 한 번만 먹으면 충분하다. 암 환자는 항암제를 해독하기 위해 항암 치료 중에는 매일 섭취하도록 한다.

닭고기햄 볶음

(1인분 = 탄수화물 0.4g, 단백질 17.7g, 지방 14.2g, 칼로리 213kcal)

재료(2인분)

양상추 1봉지, 닭가슴살 100g, 시오코지 적당량, 수제 아마씨유 마요네즈 적당량, 올리브오일 3큰술

만드는 법

① 닭가슴살에 몇 군데 포크로 구멍을 내고 시오코지를 적당량 스며들게 한다.

② 닭가슴살 한 개를 랩 위에 놓고 반으로 접은 다음 랩으로 말고 그 위에 랩을 한 번 더 만다.

③ 냄비에 1L 정도 물을 끓이고 ②를 넣은 다음 다시 물이 끓으면 약불로 줄여서 뚜껑을 덮어 3분간 조린다. 불을 끄고 식을 때까지 둔다.

④ 완전히 식으면 랩을 벗기지 않고 보존 용기에 옮겨 냉장고에 넣는다. 식으면 닭고기햄이 완성된다.

⑤ 닭고기햄을 5mm 폭으로 슬라이스하고 반으로 자른 양상추와 함께 올리브오일로 볶는다.

⑥ 수제 아마씨유 마요네즈를 적당량 뿌려 완성한다.

※ **양상추는 생으로 담고 닭햄만 볶아도 된다.**

코멘트

양상추는 상추 중에서 가장 탄수화물이 적은 편이다. 식이 섬유도 적지만 베타카로틴이 많고 먹기 쉽다. 볶아 먹어도 된다.

브로콜리 새싹과 아보카도 샐러드

(1인분 = 탄수화물 1.1g, 단백질 8.4g, 지방 17.0g, 칼로리 202kcal)

재료(2인분)

브로콜리 새싹 30g, 아보카도 1개, 콩나물 100g, 삶은 달걀 1개, 느티만가닥버섯

50g, 수제 아마씨유 마요네즈 적당량

만드는 법

① 콩나물과 느티만가닥버섯은 살짝 데쳐서 물기를 제거한다.

② 아보카도, 삶은 달걀을 먹기 좋은 크기로 자른다.

③ ①과 ②, 브로콜리 새싹을 섞는다.

④ 수제 아마씨유 마요네즈로 버무린다.

코멘트

아보카도는 과일이지만 탄수화물이 적고 지방이 많아서 칼로리를 충분히 섭취할 수 있다. 또 비타민, 미네랄이 많아 영양가가 높은 식품이므로 하루에 반 개 이상 먹을 것을 권한다.

아보카도와 고등어 마요네즈 무침

(1인분 = 탄수화물 1.3g, 단백질 16.5g, 지방 30.9g, 칼로리 353kcal)

재료(2인분)

아보카도 1개, 고등어 통조림 200g, 수제 아마씨유 마요네즈 1큰술 , 후추 약간

만드는 법

① 아보카도를 세로로 4등분하여 껍질과 씨를 제거하고 1cm 두

께로 자른다.(아보카도는 완전히 숙성되지 않고 약간 단단함이 남은 것을 고른다.)

② 아보카도와 함께 고등어 통조림을 부수면서 국물도 함께 내열 용기에 넣는다.

③ 전자레인지로 데우고 나서 수제 아마씨유 마요네즈와 후추를 뿌린다.

코멘트

간단하지만 고단백 고지방식으로, 케톤 수치가 높은 레시피이기도 하다. EPA를 더욱 강화하기 위해 마요네즈는 시판 제품이 아니라 수제 아마씨유 마요네즈를 사용한다.

새우 브로콜리 샐러드

(1인분 = 탄수화물 2.2g, 단백질 51.2g, 지방 8.9g, 칼로리 317kcal)

재료(1인분)

브로콜리 100g, 잔새우 60g, 달걀 1개, 방울토마토 2개, 구아검 1큰술, 수제 아마씨유 마요네즈 적당량

만드는 법

① 달걀을 12분간 소금을 넣은 물에 넣고 삶는다.

② 잔새우는 껍질을 벗기고 구아검 1큰술을 섞은 다음 살짝 물에

씻는다.

③ 냄비에 물이 끓으면 잔새우를 넣고 불을 끈다. 식을 때까지 그
대로 둔다.

④ 여러 가닥으로 나눈 브로콜리를 프라이팬에 깔고 물을 부은
다음 끓인다. 2분간 끓인 뒤 불을 끄고 뚜껑을 덮은 채로 2분
간 둔다.

⑤ 접시에 삶은 달걀, 잔새우, 브로콜리, 반으로 자른 방울토마토
를 넣고 수제 아마씨유 마요네즈를 끼얹어 섞는다.

코멘트

샐러드 토핑으로 삶은 달걀, 닭고기, 돼지고기, 두부, 새우, 참치
등의 단백질을 추가하면 쉽게 질리지 않는다. 샐러드를 오랫동안
먹으려면 자신이 좋아하는 토핑이 무엇인지 알아 두자. 특히 새
우는 단백질 함유량이 67%로 고기보다 2배 이상 많아서 효과적
으로 단백질을 보충할 수 있다.

반숙 달걀과 브로콜리 아보카도 샐러드

(1인분 = 탄수화물 4.0g, 단백질 14.2g, 지방 28.8g, 칼로리 351kcal)

재료(2인분)

아보카도 1개, 브로콜리 200g, 방울토마토 6개, 양상추 4장, 달걀 2개, 수제 아마
씨유 마요네즈 2큰술, 간 마늘 약간, 레몬즙 1작은술

만드는 법

① 브로콜리를 먹기 좋게 가르고 밑둥도 한입 크기로 썬다. 브로콜리가 부드러워질 때까지 소금을 뿌리고 데친 다음 체에 받쳐서 찬물에 담근다.

② 달걀을 8분간 소금을 넣은 끓는 물에 넣고 삶는다. 반숙 달걀을 껍데기를 까고 8등분한다.

③ 아보카도 껍질을 벗기고 한입 크기로 자른 다음 반으로 방울토마토와 함께 볼에 담아 레몬즙과 섞는다. 그때 전체 1/3의 아보카도를 포크로 가볍게 으깬다.

④ 볼에 수제 아마씨유 마요네즈와 간 마늘, 물기를 뺀 브로콜리를 넣고 잘 섞는다. 마지막으로 달걀을 넣어 가볍게 섞은 다음 양상추를 깐 접시에 담는다.

브로콜리 콩소메 소테

(1인분 = 탄수화물 2.6g, 단백질 8.8g, 지방 1.1g, 칼로리 72kcal)

재료(1인분)

브로콜리 200g, 콩소메 과립 1/2작은술, 소금 후추 약간, 올리브오일 1큰술

만드는 법

① 잘게 나눈 브로콜리를 프라이팬에 넣고 물을 넣고 끓인다. 물이 끓으면 2분간 삶은 뒤 불을 끄고 뚜껑을 덮은 채 다시 2분

간 둔다.

② 프라이팬으로 올리브오일을 달구고 브로콜리를 살짝 볶은 다음 콩소메 과립과 소금과 후추를 넣어 간을 한다.

코멘트

이 레시피는 '교카'라는 시부야의 도시락 가게에서 도시락의 밥 대용으로 제공하는 브로콜리 소테를 따라한 것이다. 브로콜리에 함유된 설포라판은 열을 가하면 파괴되기 때문에 슈퍼 케토제닉 메뉴로 이용하려면 살짝 삶아야 한다. 전자레인지로 가열해도 안 되며, 볶을 때도 중불로 1분 이내에 볶아야 한다.

지금까지 면역 영양 케톤식 레시피를 소개했다. 무엇보다 항암 작용을 하는 식품의 성분이 없어지지 않도록 조리 방법에 세심히 주의를 기울였다.

레시피 고안에 협조해 준 아소 레미 씨는 『탄수화물 오프 바이블』, 『로카보 다이어트』 등의 요리책을 다수 출간했다. 그중에서도 『탄수화물 오프 바이블』에는 레시피마다 총 섭취 칼로리뿐 아니라 탄수화물, 지방, 단백질 등의 양이 쓰여 있어서 참고하기 좋다.

또 당질 제한 연구의 선두주자인 에베 코지 의사가 쓴 『식품별 탄수화물량 핸드북』에는 1200가지 식품의 탄수화물과 지방, 단백질, 칼로리와 염분 함유량까지 알기 쉽게 쓰여 있다. 식자재를 선택할 때 탄수화물량을 확인할 때도 참고가 되었다.

면역 영양 케톤식을 실시하는 환자와 가족들 중 상당수가 내가 제시한 임상 연구용 레시피뿐 아니라 이런 책들을 참고로 음식을 만들었다. 이 과정은 암 치료를 받느라 잊고 있었던 음식에 대한 즐거움을 상기시켜 일상 생활에서 삶의 보람을 갖게 했다.

프롤로그에서는 암을 극복한 사람에 대한 설문 조사를 소개한 바 있다. 그 조사에 따르면 '암을 극복할 수 있었던 가장 큰 요인'으로 '마음가짐'과 '식사'가 차지했다. 이 설문 결과는 암을 치유하는 주체는 환자 본인이며, 스스로를 주치의로 삼는 주체적 의사 결정이야말로 암을 치료하는 시작이라는 것을 똑똑히 보여 준다.

포기하면 안 된다. 희망을 갖자.

앞에서 등장한 A 씨가 난치성 암을 앓으면서도 암 레슬링 대회 우승을 목표로 했듯이 암 환자에게 가장 필요한 것은 암에 지지 않겠다는 강한 의지라고 볼 수 있다. 바꾸어 말하자면, 새로운 목적을 세움으로써 암을 극복하고, 더 큰 인생을 향해 한 걸음 나아가겠다는 결단이 필요하다.

마음이 육체를 움직이고, 움직이는 육체는 좋은 결과를 끌어내기 때문이다.

세포를 건강하게 만드는 면역 영양 케톤식

이 책에서 소개한 면역 영양 케톤식은 암의 지지적 요법으로서 확고한 기반을 구축한 것은 아니다. 그러나 시행착오를 거듭한 임상 치료 사례와 많은 환자의 노력 덕분에 앞으로 암 치료가 나아가야 할 방향성만큼은 잘못되지 않았다는 확신을 안겨 주었다.

내가 진심으로 바라는 것 중 하나가 암 치료에 특화한 식이 요법 (케톤식)의 보험 적용화이다. 그것이 하루라도 빨리 실현되기 위해 서라도 더욱 정교한 체계를 만들고 학회 등에 적극적으로 알려리고 자 한다.

1999년 도쿄죠시의과대학 소화기외과에 입국했을 때, 나는 암의 식이 요법에는 거의 관심이 없었고, 오로지 수술에만 몰두했다.

2007년 10월부터는 하기와라병원과에 근무하게 되었는데, 내 전 문이었던 췌장암에서 유방암, 폐암으로 수술 분야를 넓혔을 뿐 여기서도 여전히 식이 요법에 관심을 갖지는 않았다.

내가 식이 요법에 관심을 갖게 된 것은 2010년 다마남부지역병원으로 전근하여 NST(영양서포트팀)의 리더를 맡게 되면서부터였다.

그 후 나는 일본정맥경장영양학회와 일본임상영양학회, 일본병태영양학회에 소속되었다. 그리고 일본항가령의학회 등 전문 범위가 아닌 세미나에도 참가하게 되어 장내 세균의 중요성과 시간 영양학(생체 리듬을 고려한 영양학), 장수 유전자의 작용 등 암의 임상 영양뿐 아니라 치료 효과를 확실하게 높인다고 생각되는 부대적 치료 요소를 검증하게 되었다. 항암제 부작용의 대비책으로 수소라는 존재에 착목한 것도 그 무렵이었다.

내가 탄수화물 제한을 해 보려고 생각한 가장 큰 계기는 2014년 3월에 열린 일본항가령학회에서 '칼로리 제한으로 mTOR 전달 경로의 정보 전달을 막을 수 있다.'는 연구 성과를 들은 후부터였다.

mTOR 경로는 암 증식 신호 경로 중의 하나이다. 유방암이나 췌내분비 종양에서는 이 경로를 막는 항암제(아피니톨)가 사용되는데, 칼로리 제한이 그것을 가능하게 한다는 것이다.

이 연구 성과를 듣고 탄수화물을 제한해서 칼로리를 줄이면 암 증식을 억제할 수 있지 않을까 생각하게 되었다. 이 인식은 암은 탄수화물을 영양원으로 삼는다는 '바르부르크 효과'를 뛰어넘는 충격이었다.

내가 당시 구축하고 있던 '암 면역 영양 요법'에 극단적 탄수화물 제한을 결합한 것은 이것이 결정적인 요인이 되었다. 그와 동시에 포도당 대체 에너지인 케톤체에 대해 철저하게 연구할 필요성을 느꼈다. 나는 해외 임상 연구 보고와 논문을 닥치는 대로 읽는 등 항종양 효과와 활성 산소 제거, 인체에 미칠 가능성이 있는 악영향 등을 조사했다.

이렇게 해서 완성한 것이 정상세포를 건강하게 하고 암의 식량 보급원을 차단하는 식이 요법인 '면역 영양 케톤식'이다.

본문에서도 썼듯이 이 식이 요법을 처음 시도한 것은 항암 치료를 기대할 수 없는 4기 유방암 환자였다. 그녀는 흉막에 이어 폐와 흉골, 늑골, 피부까지 전이된 말기 상태였다. 그러나 탄수화물 제한에 의한 면역 영양 케톤식을 신중하게 지도했더니 3개월 후에 폐에 전이된 암이 거의 소멸했고, 피부에 전이된 암도 현저하게 개선되어 삶의 질이 크게 개선되었다.

같은 무렵 림프절로 전이된 4기 대장암 환자도 항암제와 방사선 치료를 병용한 극단적인 탄수화물 제한식으로 암을 대부분 소멸시켰다.

2015년 1월, 내가 세계 최초의 임상 연구인 「암 4기 진행 재발 대장암, 유방암-단백질과 EPA를 강화한 탄수화물 제한식의 QOL 개선 임상 연구」를 시작할 수 있었던 것도 이 두 사례의 성공 덕분이었다.

그 임상 연구가 성공했다고 해도 일반 병원의 외과의인 내가 환자들에게 개별적으로 식사 지도를 하는 데에는 한계가 있다. 게다가 식사 지도는 보험 적용이 되지 않으므로 일반 병원에서는 그에 관해 진료 시간을 할애하기도 어렵다.

임상 연구 기간 중에는 내가 근무하는 병원에서 환자와 가족들을 대상으로 월 1회 '케톤식 세미나'를 열었지만, 임상 연구를 마친 지금은 그것도 도의적으로 용납되지 않는다.

그래서 이 책의 출간을 계기로 전국의 암 환자를 대상으로 한 '암 면역 영양 케톤식 세미나'를 정기적으로 개최하여 개별적으로 영양 지도를 하게 되었다.

암 치료의 탄수화물 제한식은 결코 일반인이 가진 지식으로 해서는 안 된다. 임상 영양과 항암제 부작용 대책에 정통한 의사의 지도 하에 실시해야 한다.

암 면역 영양 케톤식 요법에 관심이 있거나, 케톤식 요법을 염두에 두고 있는 사람은 바이올로직헬스 주식회사의 홈페이지에서 세미나 자료를 요청하기 바란다.

※세미나 자료 요청 및 접수, 저자 문의
바이올로직헬스주식회사 www.blh.co.jp

참고 문헌

서적

- 『포도당을 끊으면 암세포는 사멸한다!(ブドウ糖を絶てばがん細胞は死滅する!)』, 후쿠다 가즈노리, 사이즈샤, 2013
- 『케톤식 기초에서 실천까지(ケトン食の基礎から実践まで)』, 후쿠이 다쓰야, 진단과치료사, 2011
- 『지방의 진실 케톤의 발견』, 무네타 타츠오, 고분샤, 2015(한국판 판미동, 2017)
- 『몸이 젊어지는 기술(体が若くなる技術)』, 오타 시게오, 산마크출판, 2015(한국판 청림Life, 2011)
- 『암과 대사(がんと代謝)』, 소가 도모요시·에스미 아스조 편집, 요도샤, 2012
- 『암과 임상 영양』, 마루야마 미치오 편찬, 일본의사신보사, 2010
- 『파묻힌 '제2의 맥거번 보고' 第二のマクガバン報告)』상·중·하, 콜린 캠벨, 토마토 캠벨, 구르코출판, 2009, 2010, 2011(원서 『The China Study』)
- 『정확하게 아는 탄수화물 제한식(正しく知る糖質制限食)』, NPO법인 일본로카보식 연구소, 기술평론사, 2013
- 『탄수화물 오프 퍼펙트북(糖質オフパ_フェクトブック)』, 마키타 젠지, 가도가와매거진즈, 2013
- 『탄수화물 제한의 '대체 주식' 레시피(糖質制限の「主食もどき」レシピ), 에베 겐지, 겐미자키 사토미, 동양경제신보사, 2013
- 『거슨 테라피(決定版　ゲルソン)』, 샬롯 거슨, 머튼 워커 공저, 도쿠마쇼텐, 2002(한국판 푸른물고기, 2009)
- 『암 식이 요법 전서(ガン食事療法 全書)』, 맥스거슨, 노쿠마쇼텐, 1989(원서 『A Cancer Therapy』)
- 『실리콘밸리식 자신을 바꾸는 최강의 식사(シリコンバレ_式 自分を変える最強の食事)』, 데이브 애스프리, 다이야몬드사, 2015(원서 『The bulletproof Diet』)
- 『타바타 트레이닝(タバタ式トレ_ニング)』, 타바타 이즈미, 후요샤, 2015(한국판 매일경제신문사, 2016)
- 『이기는 식단: 챔피언을 만든 기적의 14일(ジョコビッチの生まれ変わる食事)』, 노박 조코비치, 산고칸, 2015 (한국판, 어언무미, 2016)
- 『암을 스스로 치유한 의사의 '암 치료' 교실(ガンを自分で治した医師の「ガン治し」本気塾)』, 하시모토 고, 마키노출판, 2010
- 『케토제닉 다이어트 어드바이저 교본(ケトジェニックダイエットアドバイザ_教本)』, 시라사와 타쿠미, 사이토 료조, 일반사단법인일본펑셔널다이어트협회(비매품)
- 『제6회 고농도 비타민 C 수액 요법 인정의 강습회 교재(第6回高濃度ビタミンC点滴療法 認定医講習会テキスト)』, 수액요법연구회(비매품)
- 『분자정합영양의학개론(分子整合栄養医学概論)』, 가네코 마사토시, 분자영양학연구소(비매품)

학회 발표 및 논문 등

- 후루카와 겐지, 「암 4기 진행 재발 대장암, 유방암-단백질과 EPA를 강화한 탄수화물 제한식의 QOL 개선 임상 연구」, 제19회 일본병태영양학회 연지 학술집회, 프로그램·강연 초록집 S141, 2016
- 후루카와 겐지, 이즈모 와타루, 하타지 겐이치로 외 「유방암 수술 후 재발: 단백질을 강화한 탄수화물 제한식과 화학 요법을 병행한 QOL이 개선된 예」, 일본암 치료학회지 50: p500, 2015
- 후루카와 겐지, 구루마다 나오미, 가부토 요헤이「암 환자에 대한 고농도 비타민 C 수액과 수소 흡입에 의한 태약 ORP 수치의 변화에 관한 임상 연구」, 제16회 일본항가령의학회협회, 프로그램·초록집 p218, 2016
- 후루카와 겐지, 하기와하 게이스케, 나가이 나오코, 미즈시마 기니 외 「폐암 환자의 케토닉 유용성과 안전성에 관한 검토」, 일본암 치료학회지 50: p496, 2015
- aLiu YM, 「Medium-chain triglyceride(MCT) kotogenic therapy」, Epilepsia 48: 33~36, 2008
- Eugene J. Fine M.D., M.S., C.J. Segal-Isaacson Ed.D., R.D., Richard D. Feinman Ph.D., Silvia Herszkopf M.S., R.D., L.M.N.T., Maria C. Romano M.S., C.D.N., Norica Tomuta M.D., Amanda F. Bontempo M.S., C.D.N., Abdissa Negassa Ph.D., Jpseph A. Sparano M.D., 「Targeting insulin inhibition as a metabolic therapy in advanced cancer: A pilot safety and feasibility cietary trial in 10 partients」, Nutrition 28: 1028~34, 2012

옮긴이 | 오시연

동국대학교 회계학과를 졸업했으며 일본 외어전문학교 일한통역과를 수료했다. 번역 에이전시 엔터스코리아에서 출판기획 및 일본어 전문 번역가로 활동하고 있다. 주요 역서로는 『병에 걸리지 않는 15가지 식습관』, 『누르기만 해도 통증이 사라지는 기적의 손마사지』, 『엄마가 믿는 만큼 크는 아이』, 『운명 따윈 이겨주마』, 『원소주기(공역)』 등이 있다.

케톤 혁명

1판 1쇄 펴냄 2019년 8월 23일
1판 7쇄 펴냄 2024년 7월 8일

지은이 | 후루카와 겐지
옮긴이 | 오시연
감수자 | 이영훈
발행인 | 박근섭
펴낸곳 | 판미동

출판등록 | 2009. 10. 8 (제2009-000273호)
주소 | 135-887 서울 강남구 신사동 506 강남출판문화센터 5층
전화 | 영업부 515-2000 편집부 3446-8774 팩시밀리 515-2007
홈페이지 | panmidong.minumsa.com

도서 파본 등의 이유로 반송이 필요할 경우에는 구매처에서 교환하시고
출판사 교환이 필요할 경우에는 아래 주소로 반송 사유를 적어 도서와 함께 보내주세요.
06027 서울 강남구 도산대로 1길 62 강남출판문화센터 6층 민음인 마케팅부

한국어판 ⓒ ㈜민음인, 2019. Printed in Seoul, Korea
ISBN 979-11-5888-557-1 13510

판미동은 민음사 출판 그룹의 브랜드입니다.